四千年の中医学

医者に頼らない 健康の知恵

池上 正治 著

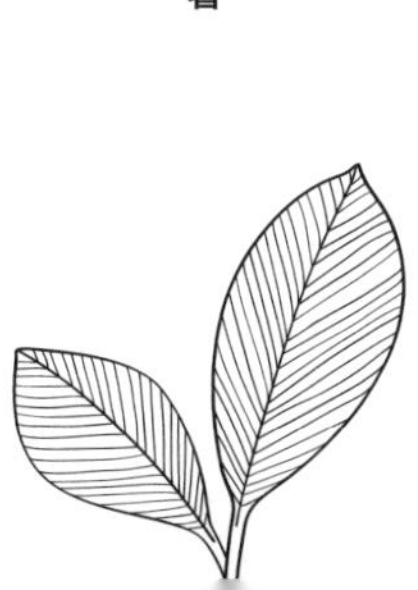

本書は２００８年４月刊行の知の雑学新書『中国四千年の自力強壮法』（小社刊）を補筆・改訂したものです。

はじめに

ヒトはヒトを、
どこまで分かっているのだろうか？

生命のスタートともいうべき
誕生のメカニズムは、
陰（女）陽（男）それぞれに
任務分担することもあり、
大きな関心があり、理解しやすいだろう。

だが、その後の生育から老後まで、
ましてや体内のこととなると、
それを正しく理解することは
そう簡単ではないようだ。

生命にたいする人類の理解は、
すでに遺伝子レベルにまで到達した。

だが、ヒトを全体として理解したい！

そんな希望ないし野望を、
筆者はかねて抱いてきた。
これまで中国の古代医学の
テキストを読んだり、
その一部を日本語に翻訳する過程で、
ドキリとさせられたり、
ハタと膝をうったり、
大笑いすることが何度かあった。

例えば、

「余が聞くところでは、
上古の人は
春秋（人生）は皆な百歳をこえ、
その動作は衰えなかったというが、
今の人は皆な
歳がその半分ほどで
動作も衰えてしまう。
それは時世が異なってきたからか？
はたまた人間そのものが
失われようとしているのか？」

と深刻な問題提起をしているのは
『素問《そもん》』の冒頭の部分である。

『霊枢《れいすう》』とともに、
現存する最古の医学テキスト
『黄帝内経《こうていだいけい》』を構成する『素問』である。
そこに登場する「余」とは、黄帝《こうてい》である。

中国の伝統医学のバイブルに、
その名を冠される黄帝は、
伝承によれば、姓を公孫《こうそん》といい、
有熊《ゆうゆう》という国の王子で、
ライバルの蚩尤《しゅう》をうち負かし、
天下を平定したという。
そんな黄帝は、
中国神話の超ヒーローであり、
そのモデルとなった

部族の領袖がいたかも知れない。
中国人が民族を意識する場合、
その源にあるのが黄帝である。

『黄帝内経』(『素門』と『霊枢』)は、
紀元前後には書物になっており、
その数世紀前、
春秋戦国の時代には
医薬学書としての形を
整えはじめたとされる。

じつに今から二千数百年の昔、
黄帝の言葉をかりて、
当時の中国人は当時の生活が乱れており、
その結果として、
天寿を半分もまっとうせずに
老衰するのだ、と結論している。

21世紀になり、
日本の生物や医学の学界でも、
110〜120歳を、
人間の「限界寿命」とする考えが
定着してきたようだ。

いわゆる科学がようやく
古典に追いついたというところだ。
人間の知識や知恵を、
東と西とに、今と昔とに、
分けるのは勝手だが、
その図式はあまりにも単純である。

「今」だけを強調する人は、
気が遠くなるほど
長い過去のうえに立ってこそ
今があることを忘れている。

東は東、西は西というが、
その間に信じられないような
交流がある場合も、ときにある。

例えば、
お灸の英語 moxibustion の
moxi の部分は、
日本語のモグサ（艾）から来ている。

本書では、
人体内にある臓器から、
心や肺など5つの臓と、
胃や腸など4つの腑、
それに脳を取りあげ、
まずは中国医学の立場から、
ついで現代（西洋）医学の立場から、
それぞれの理解を明らかにし、
さらには日本生活のなかでの
医と薬について考えてみた。

その意図は、

自分をより深く知り、
古来の知恵をかりて、
自らを壮《つよ》くする

ことにある。

紙幅には限りがあり、そんな大胆な試みができるだろうか？

これは自分の力を超えた作業ではないか？

正直なところ、心中いささかの迷いがあった。だが同時に、人体にたいするグローバルな理解をし、それを表現してみたい、という強い欲望を、なかなか断ち切れないのも事実だった。

「木を見て、森を見ず」を戒めとし、百日間ほど全力投球をした結果が、こうした形となった。

池上　正治

四千年の中医学 医者に頼らない健康の知恵

もくじ

第1章

清肺

「肺」を清める

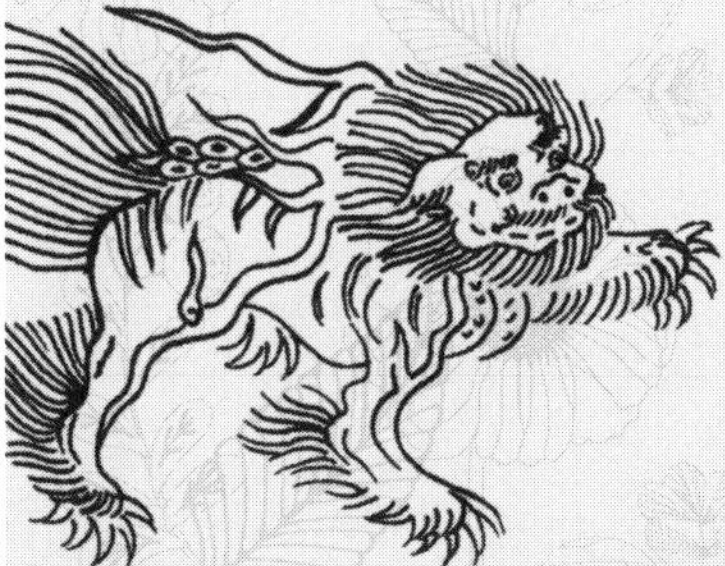

①「気」を統括する肺

「気」とは、目には見えないが、確実に作用するものの総称である。

天気とは、天の「気」のことである。

太陽が出ているときを「良い」

雨や風のときを「悪い」

というのは、人間が活動しやすいかどうかを基準にした表現である。

カンカン照りばかりでも困るし、雨ばかり降っても困る。

晴れも、曇りも、雨も、風も、雪も、ほどほどであり、バランスがとれていれば、動植物の生存には都合がいい。

人体は、**「気」のネットワーク**である。

くまなく「気」が流れ、それぞれの臓腑が作用している状態が、健康であり、元気である。

この**元気**という、日本でよく用いられる言葉は、次のページで示すように、じつは**中国の古代医学（中医学《ちゅういがく》）**の専門用語である。

体内の奥深く「霧のように」発生するという「気」は、胸のあたりで、肺の部分で、その動きが明らかになる。

中医学《ちゅういがく》でいう「気」のチャート

「気」 別名＝経気《けいき》、真気《しんき》

- 先天《せんてん》の「気」　元気《げんき》ともいい、原初の生命エネルギーで、経路の機能の基礎。
- 後天《こうてん》の「気」　水穀《すいこく》の気ともいい、日常生活のなかで得られ、さらに「宗気」や「営気」などに分類される。

その最初が**中府**《ちゅうふ》というツボとなり、そこは特定できるポイントであり、治療にも用いられる。

この後、「気」は肩から親指まで流れる。この流れるコースが**経絡**《けいらく》である。

人体には、新幹線ともいうべき、**12本の経絡**があり、**365のツボ**がある、とした中国の古代医学である。

それは人体をよく観察し、生命の現象をじつに巧みに表現したものだ。

◇　◆　◇　◆　◇

世界には、**三つの伝統医学（医療）**がある。

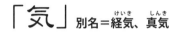

本書でおもに取りあげる**中医学《ちゅういがく》**と、
インドのアーユルヴェーダ、
アラブ（イスラム圏）のユナニである。
それぞれに千年を単位とする歴史と、独自の理論体系をもつものである。
これに**チベット医学**をいれて、**世界四大伝統医学**という人もいる。
筆者もその一人である。四大伝統医学が全部、アジアにあることに注目したい。

◇◆◇◆◇

さて、上半身の半分ほどを占める

肺が、気を統括する

といい、**すべての「気」は肺に属する**というのには、それなりの理由がある。

肺は、鼻と口を通じて、たえず外界と接している。

そこから入ってきた**「気」**（空気、酸素）と、**後天《こうてん》の気**（前頁）とが結びつき、全身に送りだされることになる。

このメカニズムをすこし詳しく見てみよう。

外界の清らかな「気」を取りこみ、それを粛《ちぢ》めて、降下させることが、肺の機能といえる。

「降を順とする」というやつだ。

それゆえ肺の気は、上昇してはならないのである。

この下降する肺気が十分であれば、その人の声にはハリがあり、大きな声も出せる。

これを**「肺は声を司《つかさ》どる」**という。

電話などで、相手の声により、健康や気分をある程度は知ることができる。

肺の「気」が十分ではなく、その機能が制限されるようであれば、声は小さく、元気もない。

下降するべき肺気が、逆に上昇するようなことがあれば、それは咳《せき》となる。咳がつづけば、息苦しくなり、ときに呼吸困難となる。

特別な訓練をへた海女《あま》のような人を除けば、3分間も呼吸を止めることなど不可能だ。最後の章に登場する脳の細胞などは、酸素欠乏にもっとも弱く、すぐに死滅を始めてしまう。

このように肺のもつ「粛め、降す」という機能は、生命の維持にストレートに関係してくるのである。

同様に、人体にある五臓六腑《ごぞうろっぷ》（40頁参照）のなかで、**唯一肺だけが、意識的に動かすことが可能**である。

心臓や胃腸は、そうはできない。

運動の後には、両手をひろげ、胸を開いて、深呼吸するし、座禅やヨーガでは、意識的に呼吸をゆったりとやる。

当然のこと、肺はわれらが眠っている間もちゃんと機能している。

交感《こうかん》（動物）神経と、副交感《ふくこうかん》（植物）神経の両方からの支配を受けている肺である。

◇◆◇◆◇

この「肺」という文字は、ヘンの【月】とツクリの【市】からできている。

【月】はニクヅキで、肉体のことである。

【市】はイチではなく、フツであり、沸（騰）のことである。**気が沸《わ》く所**を意味している。

「肺」という文字のなかに、中医学の視点が反映されている。

中医学でいう**「肺は水行《すいこう》を主《つかさ》どる」**は、やや意外でもあり、面白い表現である。

水行とは、**水分の移動**というほどの意味である。

風邪《かぜ》をひいた場合、やたら小便がでたり、その逆だったりすることは、誰しも経験があるだろう。

よく考えてみると、肺の機能には水がともなっていることが分かる。

気温が14度を下まわると、はく息が白くなる。それは肺の呼（吸）によって外界にでた水分が、寒さのために凝固したからである。

激しいスポーツなどの後に飲む水の美味さは、たとえようがない。それは肺が水を要求しているからである。

この水と肺との関係を、

「肺は水《すい》の上源《じょうげん》」

とも表現する中医学である。

ときに送風機にたとえられる肺には、

体内の代謝によって発生する
濁った気（炭酸ガス）を
体外に排出する機能

もある。

皮膚もまた呼吸をし、肺ほどではないが、炭酸ガスを排出している。これは現代人であれば常識である。この常識を忘れた若者が、ボディーペインティングをしてから激しい運動をし、呼吸障害に陥ることが、とくに学園祭などである。

古代の中国人は、

「肺と皮（膚）は表裏する」

という言葉で、両者の関係が「表と裏」のようであり、一体であると表現している。

② 肺の潜在力

生命の火を絶やさないために、動物はどうしても呼吸をしなければならない。

人間の場合、60兆ともいわれる細胞に、酸素を供給しつづけなければならない。

食べたり飲んだりしたモノは、体内のもつ驚くべき化学作用により、消化され、吸収される。飲食については第2章の「胃」で、消化や吸収については第3章の「腸」や第9章の「肝」などでやや詳しく触れる。

ただ、吸収された栄養分のもつエネルギーを解放、放出するのは、酸素の力である。

酸素 O^{2} ⇅ 肺 ⇅ CO^{2} 炭酸ガス

という、休みない交換と循環により、われらの生命は保証されているのである。

ヒトなどの高等動物では、皮膚などを除き、ほとんどの細胞が体内にある。

このため呼吸システムはかなり複雑なものとなる。

哺乳類では肺が、魚類ではエラが、呼吸システムの要《かなめ》である。

酸素のある外界とは接していない大多数の細胞のために、このシステムを通じて、酸素を送りとどけるのである。

鼻・口・肺は一連の呼吸システムとして、**空気中に5分の1（21％）しかない酸素**を、効率的かつ継続的に、ときに意識的に、ときに無意識的に、取りこむ作用をしているのである。

一方、アメーバのように低い進化の段階にある生物は、呼吸がいたって簡単である。

一つの細胞が一つの生物であるアメーバは、細胞の表面で、酸素と炭酸ガスを交換している。これ以上ないというほどシンプルな呼吸である。

大きさが0.2㎜、5つ並べて1㎜という小さなアメーバは、この地球上に最初に姿をみせた生命である。その生命現象はたぶん、海の中でのことだった。

なぜなら、アメーバから人類にいたるまで、その生命体を構成する酸素や炭素などの比率が、海水と完全に同じだからである。

母なる海とは、よくぞ言ったものだ。

漢字では海のなかに「母」があり、フランス語では、母mere《メール》のなかに海mer《メール》がある、そんな表現をした詩人がいた。

こと呼吸に関しては、「万物の霊長」などとウソぶくヒトも、単細胞のアメーバも、よく似ているところがある。

皮膚呼吸である。

上半身の半分の大きさまで肺システムを発達させた人類であるが、アメーバと同様に、まだ皮膚で呼吸をしている。

それを自分の目で見たい人がいたら、入浴時に、自身を観察してください。

それはシャワー族にはできないことである。首までお風呂につかり、胸や肘から上のあたりをよく観察すると、小さな気泡を発見するだろう。

それこそが炭酸ガスであり、皮膚から排出されたものである。アメーバ以来の進化の痕跡が、それである。

ヒトの場合、**皮膚呼吸は全体の約6％**しかない。それは肺呼吸にくらべれば、ごく一部にすぎない。

だがしかし、それを無視すると、意外な事件となることは、すでに述べたようである。ボディーペインティングをした後、激しい運動をした若者が呼吸困難に陥ったり、不幸な事態を招いたりした実例があった。

◇　◆　◇　◆　◇

肺のほかにも、人間には一対《いっつい》になった器官がある。目や耳という感覚器だけでなく、内臓の腎臓もそうだ。

ここでは肺臓のことをすこし詳しく見てみよう。

鼻・口・喉と下りてくると、次は気管である。それは2つに分かれて、気管支となる。左右の気管支の先から肺の本体となる。

そこは**肺胞**《はいほう》の海である。

肺胞の直径は0.1㎜ほどで、アメーバと同じ大きさだ。その肺胞の数はなんと7億5000万個もある！　よくブドウの房にたとえられる肺である。

この天文学的な数の肺胞を、仮りにの話だが、全部を広げたとすると、体表の面積の30～40倍にもなるという。

これだけの広さの肺が、24時間、昼もなく夜もなく休まず、酸素を取りいれ、炭酸ガスを出して、働いていてくれる。申し訳ないような気持ちになる。

ところで肺の働きとして、このようにガス交換ができるのは、水の作用である。

「ぬれたスポンジ」に肺がたとえられるのは、こうした理由からだ。

以下、その肺の機能をすこし具体的に見てみよう。そのためには呼吸を調べることである。

われらの呼吸は、じつに予想を超えて、変動している。**安静にしているとき、1分間の呼吸は約15回**である。吸う場合も、呼《は》く場合も、**約0.5ℓ**の空気が動いている。ここで思い出してほしいのは、肺活量の測定である。

思いきり息を吸い（吸気《きゅうき》）、そして可能な限りだけ息をだす（呼気《こき》）。この1回で動かすことのできる空気の量が、肺活量である。

日本の成人の平均値では、**男性が3.5ℓ、女性が2.5ℓ**である。

この分量は、安静時のそれに比べて、なんと数倍もあるではないか！　いかようにも機能する肺、とはこのことだ。

座禅やヨーガ、ほとんどの健康法には、必ずといっていいほど「呼吸法」という項目がある。

それは当然、この肺の自由自在な働きに着目したものである。

筆者はズボラな性格で、あまり行《ギョウ》ないし業《ギョウ》を好まない。ただ、呼吸を意識的にゆったりさせると、気分が落ち着くことはかねて自覚している。

目をつむれば、呼吸を1分間に1回くらいにまですることは可能だ。吸気は鼻から、深く、ゆったり、呼気は口から少しずつ、長く、というのがポイントだろう。

正直な話をすれば、この呼吸法は中国の道教の系統にあるものだ。チベットに同行した100人ちかい友人たちには、「高地に適応するための呼吸法」として、1枚の紙にまとめ、あらかじめ配っておいた。

◇◆◇◆◇

ところで、なぜ、肺の働きはかくも変幻自在なのだろうか？

それは**生存のため**である。

それは**人体が必要とする酸素の量が、状況しだいで大きく変動**するからである。

われらが眠っているとき、必要とされる酸素は1分間に約200㎖とされる。これを基準として、以下のような、大まかな計算が成りたつのは驚きである。

すわっている時＝2倍
歩いている時＝3倍
ジョギングの時＝9倍
階段をのぼる時＝17倍

③肺を清める薬食

当然のことながら、登山や水泳などはさらに多くの酸素が必要となる。ちなみに肺そのものの重量は約1キロにすぎない。こんなに軽く、あんなに広い（体表の30数倍）肺は、人体が必要とする酸素の量に応じて、いかようにも機能するのだ。

古代中国の皇帝は、車にのって出かけることを常とした。

その車の幌《ほろ》のことを、華蓋《かがい》という。装飾が美しいだけでなく、安全性にも工夫がこらされている。

肺は、この華蓋にたとえられる。

その理由は、肺こそが五（六）臓六腑のいちばん上にあり、すべての「気を統括」しているからである。

自分よりも下にある臓腑たちを、肺がガードしているのである。

ガード（マン）たる肺は、外部と接しており、絶えず外敵の脅威にさらされていることもまた宿命である。

この外敵について、ここで確認しておこう。

16ページですでに、風邪《かぜ》が出てきている。

カゼのことを、「風の邪」と表現するのもまた、中医学の専門用語である。

風が吹けば涼しく、気持ちがいい。それが木枯らしや台風のような風になれば、人間にとって害をなす邪悪なものになる。

正の対極にある、邪だ。

風の場合が「風邪《ふうじゃ》」である。

同様な表現として、熱邪《ねつじゃ》、寒邪《かんじゃ》、燥邪《そうじゃ》などがある。

要するに、自然のなかにある要素が、われら**人間にとって、不都合なレベルになった場合に、「邪」の字がつく**のである。

視点を変えれば、それは人間と外（自然）界との関係を表現したものである。さらに突っこんでいえば、人間の適応能力にも言及している。

寒い冬になり、寒邪や風邪が猛威をふるい、多くの人が風邪をひいても、中には元気（これもまた中医学用語）な者もいる。

その人がもつ正気《せいき》がしっかりしているからだ。これを免疫力が強いからだ、といえば現代人には理解しやすいだろう。

カゼは万病のもと、である。

鼻みずや軽い咳から始まるカゼを、ゆめゆめ甘くみてはならない。

日本人は一般に、1年間に20回ほどカゼをひいているという。

その多くは、ご本人も気づかないうちに、治ってしまう軽度のカゼである。

それが問題化すれば、発熱・悪寒《おかん》・吐き気・食欲不振・腹痛・下痢……と止まることを知らない。

こうなれば日常の生活に影響するだけでなく、まさに万病のもととなる。とくに年配者の場合、カゼからくる肺炎などは要注意である。

やや専門的になるが、中医学からみた風邪、その対策などを明らかにしよう。

「風は、よく行き、たびたび変わる」

とは、中医学のバイブル『素問《そもん》』の「風論」の一句である。

自然界の風と、それが風邪となった場合の特徴をよく表現している。いかにもスピーディな印象である。

この外部の邪が体のどのレベルまで侵したかを、中医学では、厳密に区別する。

ひきはじめの風邪で、鼻みずや軽い悪寒などであれば、邪はまだ表層におり、それは**表**《ひょう》である。

邪に勢いがあったり、こちらの正気《せいき》（抵抗力）が弱かったりすれば、外部からの邪はさらに内部へと侵攻し、高熱がでたり、筋肉痛などの症状がでてくる。これが**裏**《り》である。

さて、その対策である。

風の邪を撃退するには、中医学ではどうするか？

◎ひきはじめの風邪で、
発熱や悪寒があり、患者に正気があり、
発汗がなければ**葛根湯**《かっこんとう》を、

◎頭痛があり、汗ばむような場合には
桂枝湯《けいしとう》を、

◎筋肉痛がある場合には**麻黄湯**《まおうとう》を、
それぞれ処方する。

◎ひきはじめの風邪でも、患者の正気が弱ければ処方するのは**香蘇散**《こうそさん》
……という具合である。

このように、風邪を例にとっただけでも、中医学の対応は主客《しゅかく》すなわち、生体と病因の関係を見きわめ、それぞれのステージに応じた処方をしている。そのフィードバックの多様性は、長年、疾病《しっぺい》と戦ってきた経験を総括したものである。

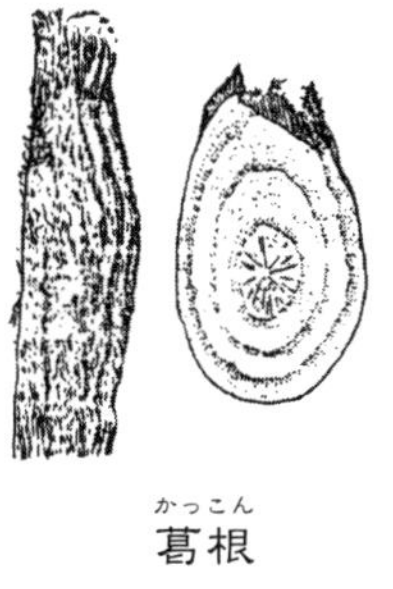

葛根《かっこん》

古来の伝統医学には、ときに迷信や誤解も無しとしないが、人類の知恵の結晶がほとんどである。

風邪（感冒）の特効薬を発明すれば、文句なし、ノーベル医学賞ものだという。残念というか、意外というか、まだその該当者はいないようだ。

カゼはそれほど手ごわい病気であると同時に、ごくごく一般的な病気でもある。

友人の医者いわく、「自分のためにも、社会のためにも、カゼをひいたら自宅でおとなしくしているのが一番です」と。

まさに正論なのだろうが、そうとばかりも言っておれない俗世間である。

風邪と正気がどのステージにあるかを正しく知るには、専門的な知識と経験が必要である。生兵法《なまびょうほう》はケガのもと、である。

必要に応じて病院や薬局を訪れ、自分の体を実験台にしながら、いくらかでも医薬の知識を自分のものにしたいものだ。

さきほどの**葛根湯**《かっこんとう》である。

これはじつは**解表薬**《かいひょうやく》である。

風の邪がまだ表（層）にあるうちに、解く、すなわち解決するための処方である。

その主成分の葛根は、マメ科のクズの根のことだ。１ｍ以上にもなる葛根には、汗をかかせたり、熱を下げる（解熱）という薬効がある。解表の効能だ。

ちなみにクズは、われら人間にとり、じつに身近な植物である。

その蔓《つる》は、木綿が広まるまで、布を織るための主要な材料だった。葛布《くずふ》である。

３枚になったクズの葉は、馬の大好物である。吉野の名物である葛切《くずきり》は、本物であれば、クズの根のデンプンから作られる。秋の七草の１つでもあるクズ。

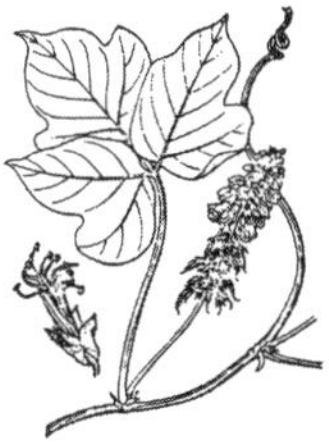
マメ科のクズ

風邪《ふうじゃ》は多くの場合、寒邪《かんじゃ》とともに、人体を襲う。

軽かったカゼ（**表証**《ひょうしょう》）をこじらせ、ひどい目にあうことがある。高熱にうなされたり、寝たきりで起きられないことがある。**裏証**《りしょう》の典型である。

中医学の治療の方針では、寒は温めるし、熱は清める。

葛根にはこの2つの薬効があった。

ヒトなどの哺乳類は、鳥類と同様、定温動物である。外界の温度と関係なく、独自に体温を調節することができる。

ヒトの場合、体温が36・7度あたりに保たれていてこそ、正常な活動ができる。

その変動幅がプラス・マイナス3度もあれば、もう大騒ぎとなる。首から上、とくに脳は、酸欠にも弱いし、高温にも弱い。

熱は清める。

その効能をもつ植物に**金銀花**《きんぎんか》や**連翹**《れんぎょう》などがある。

金銀花はスイカズラの花で、花の色の変化からその名がある。別名の**忍冬**《にんどう》のほうがよく知られているだろう。

子供のころに、花の甘い蜜をすった人もいるだろう。

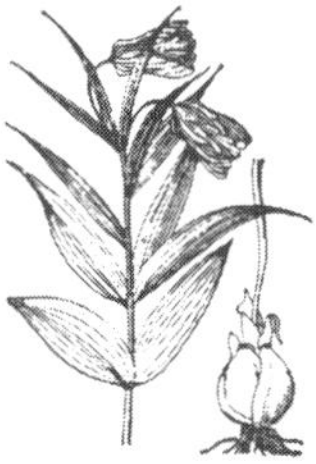

アミガサユリ（上）と、その鱗茎《りんけい》を干した貝母《ばいも》（下）

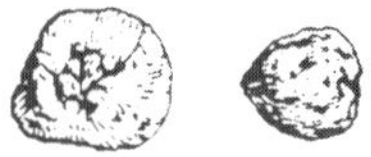

連翹は、モクセイ科のレンギョウである。

その鮮やかな黄色の花は、確かに春の訪れを告げてくれる。

中国でいう**迎春花**《インチュンホア》は、このレンギョウを指すことが多い。

その実が生薬《しょうやく》でいう連翹で、熱を清め、毒を解く効能がある。

風や寒の邪のターゲットとなりやすい、肺。

その機能はすでに述べたように、「気を降ろす」ことである。

咳は、それができない症状であり、ときに痰《たん》がつかえたりする。

それを改善する良薬がある。

アミガサユリの鱗茎《りんけい》であり、生薬名は**貝母**《ばいも》。

中国原産のアミガサユリが日本に移入されたのは、江戸時代になってからとされる。

可憐な、白い花をつけるアミガサユリは、茶道では茶花として珍重する。

現在、薬用ではやはり中国産が多く、とくに四川省産のものは**川貝**《せんばい》として有名である。

それを主成分とする風邪薬にお目にかかったのは、南方の広東でのことだった。

中華民国時代からの超ロングセラー薬・川《チュ》貝枇杷露《ワンペイピパルー》である。製造元の潘高寿《パンカオショウ》の社長室で、彭社長に勧められて、一口なめてみた。

甘くて、美味しく、食後のデザートにしてもいいほどだ。

良薬は口に苦し、ばかりではない。

主要成分＝川貝母《せんばいも》、半夏《はんげ》、枇杷葉《びわよう》、桔梗《ききょう》など

効能主治＝咳を鎮《しず》め、痰を去る。感冒および気管支炎による咳嗽《がいそう》に用いる

と効能書にあった。

野菜あり、果物あり、加工食品にも、「肺を清める」材料がある！

まず最初は**トウガン（冬瓜）**。

東南アジアの原産とされるトウガンは、盛夏に収穫した実を、冷暗所に保存すれば越冬できて、翌年の春まで食べられることから、その名がついたという。

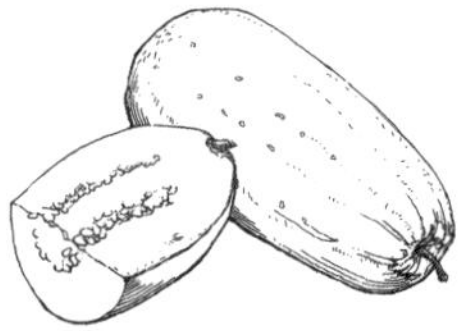

このトウガンには、じつに「熱を清める」薬効があり、とくに種には「肺を清める」という薬効がある！

しばし薬効を離れて、淡白な塩味の冬瓜スープを作り、暑さのみぎりに、冷たくして賞味するのも悪くないだろう。

メロンにも、うれしいことに「肺を清める」薬効がある。

メロンの原産地には、アフリカ説と中央アジア説があるという。日本には明治の中期、ヨーロッパから移入された。

中国のシルクロードには、ハミ瓜という絶品がある。食味はスイカを硬くしたような感じで、過度に甘くなく、炎天下で食べたり、風邪ぎみのときなどは最高だ。

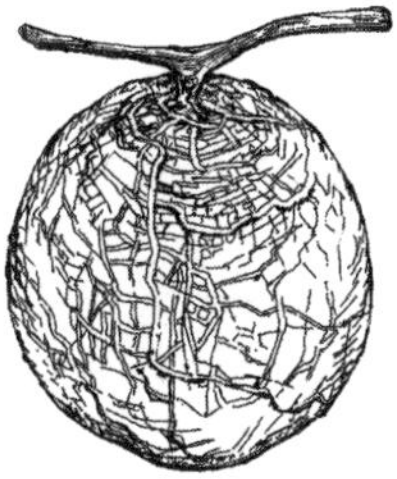

日本の**豆乳**《とうにゅう》も、最近は美味しくなった。

それと言うのも、20世紀の80年代、2年間、中国の天津に家族4人で滞在した経験がある。南開大学で、夫婦で、日本語の教師をしたからだ。多くのことを見聞して帰国した。

油条《ヨウティアオ》（おひねり）と豆乳（豆漿《トウチアン》）は、朝食の定番だったので、日本でも、と思い、スーパーで買ってくると、子供たちは「これ豆乳じゃない、美味しくない」といって飲まなかった。

ダイズ（大豆）を水で煮て、それを絞っただけの豆乳だが、「肺を清める」効能がある。

中国原産の大豆は、植物性タンパク質の宝庫であるだけでなく、サポニン（浄血）やカルシウム（精神安定）などを豊富にふくむ。

豆腐や豆乳だけでなく、大豆はそのままでも美味しく、もっと食べられてもいい食品だろう。

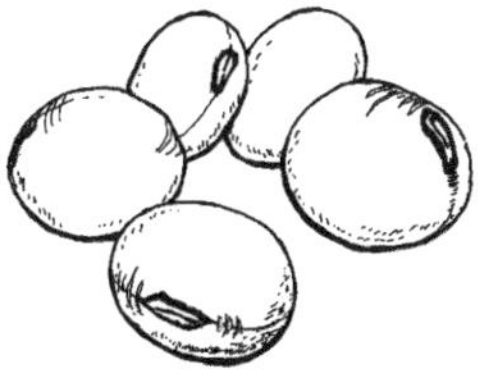

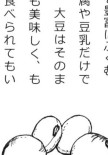

Column

中国人の祖・黄帝は万能の神

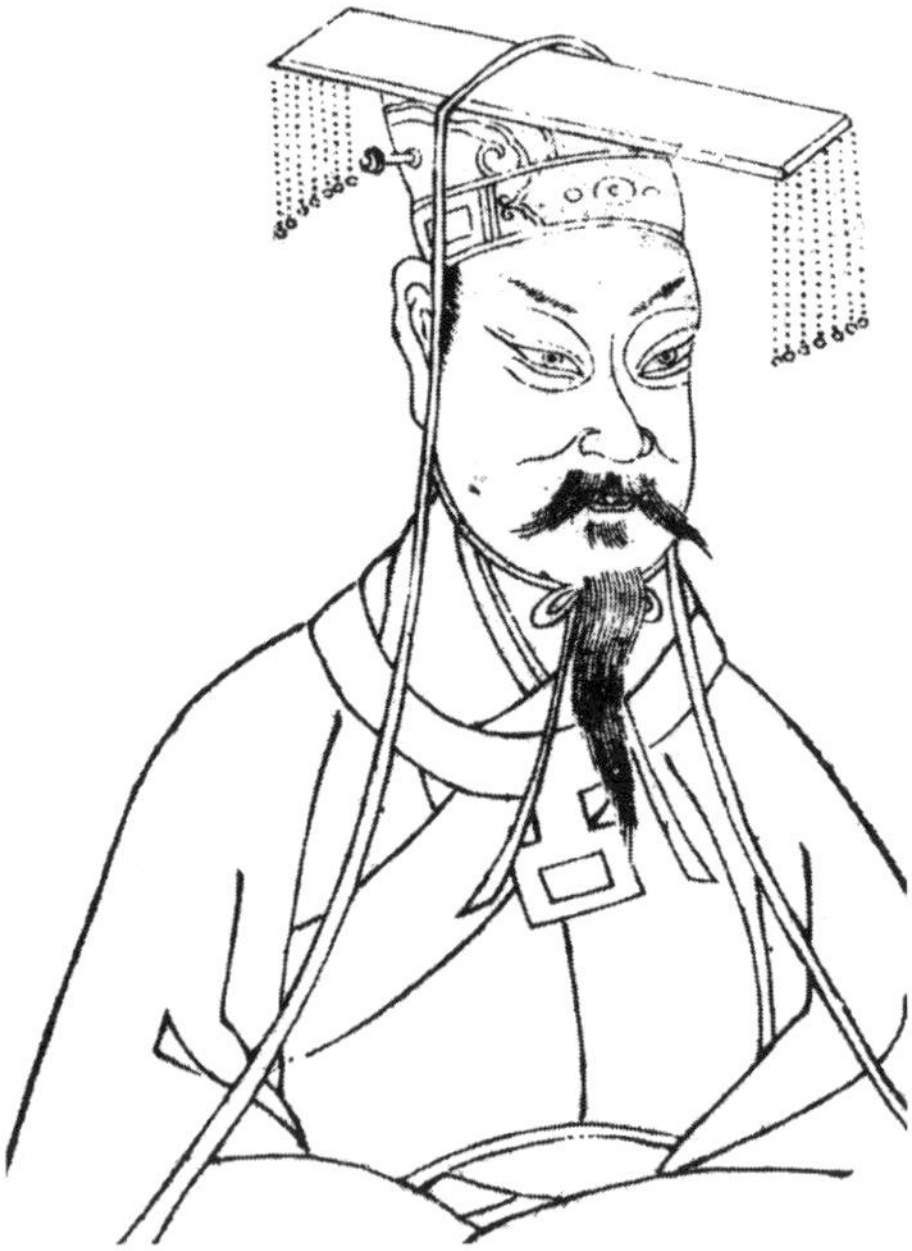
帝王の衣冠をした黄帝（明代『三才図会』）

神話のなかの始祖神は、程度の差こそあれ、万能の存在である。ギリシア神話のゼウスや、日本神話のイザナギとイザナミなど。

中国の歴史は悠久であり、神話に登場する神もきわめて多い。

ヒトを、粘土をこねて作ったのは、女媧だという。いかにも女神らしい営為である。

中国人に「あなたらの祖先は？」と聞けば、きっと

「それは黄帝《こうてい》です！」という答えが返ってくるだろう。

伝説にいう五帝のトップが黄帝である。

司馬遷《しばせん》（BC86年？没）の筆になる『史記《しき》』は中国史の嚆矢《こうし》である。

そのなかに「五帝本紀」があり、黄帝のことが書かれていることから、黄帝はかなり現実味をもつ歴史上の人物として考えられている。

現存する中国最古の医学書が『黄帝内経《だいけい》』である。この書物に冠せられるのが黄帝である。

本書の第40頁にあるように、五行では、土に、色は黄、方位は中央を、それぞれ当てている。

この色と方位は思うに、黄河によって形成された華北の一帯を指しているだろう。

世界の四大文明の一つである黄河文明、その一帯の指導者が黄帝のモデルになったとしても、それは不思議ではない。

古来、水を治める者が天下を治めたのである。

黄河、とりわけ中流から下流の畔に立った者であれば、その黄濁した水流の勢いに、畏怖の念を覚えるだろう。

余談になるが、その黄河にもダムが作られる時代となった。直近の黄河は、2013年10月22日に見ているが、その変容ぶりには驚いた。

河南省の鄭州《ていしゅう》は、黄河の治水にとり要所であり、そこでの黄河の幅は約7キロとされてきた。

それが今回は、なんと約2キロしかなかった。たまたま渇水期が始まっていたこともあるが、その景観には感慨深いものがあった。

さて、『黄帝内経』である。

この医学書はじつは、『霊枢』と『素問』という2部から構成されており、それぞれが独立した医書として扱われることもよくある。

前者は、医療の実際、とりわけ針灸を詳細に述べている。読みながら、書かれている部分と自分の体とを照合してしまうほどだ。

後者は、中国独自の思考法、すなわち自然哲学を基盤としており、医学哲学の書であり、難解である。

『霊枢』については第60頁を、『素問』については第82頁を、それぞれ参照されたい。

その『黄帝内経』であるが、成書は紀元前の数世紀とされる。

多くの古典がそうであるように、『黄帝内経』もまた失われたが、8世紀の唐代、王冰《おうひょう》により現在の体裁の基が作られたという。歴史大国では、知識や技術、文化を継承するのは大変なことである。

ちなみに、中国の医薬神は一般に、神農《しんのう》（別名、炎帝）である。

この神農も、黄帝と同様、五帝の一人であり、農業の神でもある。神農もまた伝承や故事に包まれた存在である。

それは日本にもあり、大阪の「とめ祭」は、毎年11月下旬、道修町の少彦名神《すくなひこなのかみ》社で行われる「神農祭」である。

第2章

健胃

「胃」を壮んにする

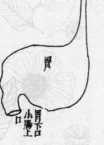

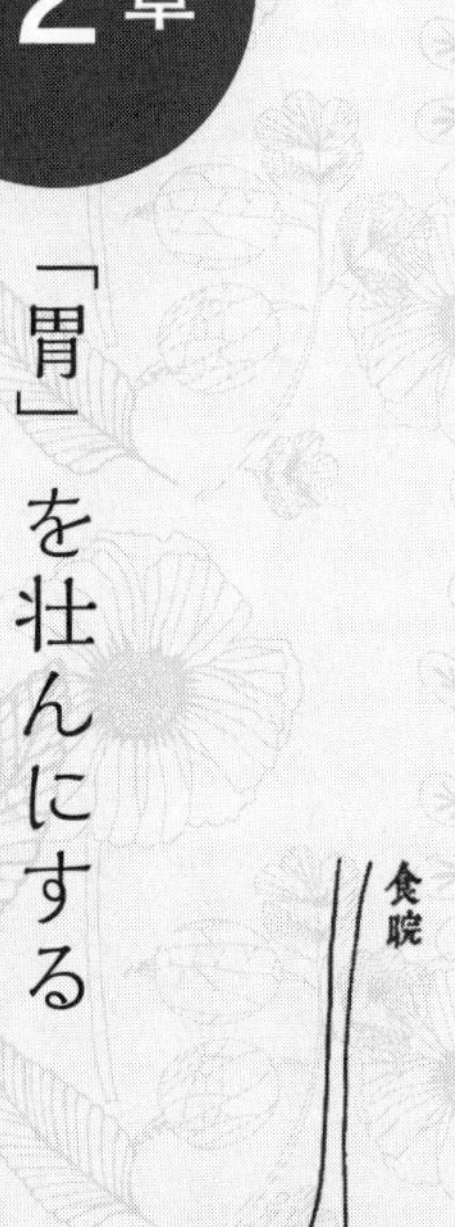

① 胃は水穀の海

「胃」という文字は、うえの田と、したの月からできている。

【田】は、食べ物がいっぱいにつまった状態を表わす。

【月】は、肺の部分でも触れたように、ニクズキであり、体のことである。

人体のなかで、いっぱいに食物を収める器官としたら、やはり胃である。

この胃には、「**倉廩《そうりん》の官**」という別名がある。

倉も廩も、食糧などを貯えておく蔵のことである。体内の臓器に「××官」という、役人のようなネーミングをしたのは、しっかり役割を果たしてくれるようにという、期待感からであろう。

どこかの国の大臣のように、すぐに辞表を出させられるようでは、話にもならない。

ヒトの命は、陰と陽の合体、すなわち男女の交合により始まる。

この命は、「先天の気」すなわち陰陽の気を受けて誕生したものだ。

それが成長し発育するためには、「後天の気」すなわち栄養が必要である。このあたりは「気のチャート」（13頁）に。

さて、栄養分は、飲む水や、食べる穀物などから得られる。

これを中医学では、「**水穀《すいこく》の気**」という。

口と喉をへた水穀は、まず倉庫である胃のなかに収まる。

その容量はなんと2ℓもあり、胃のことを「水穀の海」という、中医学の表現はまことにリアルである。

胃は、海のような倉庫であると同時、水穀を消化する器官でもある。

消化というのは本来、中国語であり、シャオ・ホアと発音する。

この消化のことを、古代医学では、腐熟《フーショウ》（ふじゅく）ということが多い。

胃の消化作用により、飲食物がカユ状になったことを巧みに表現している。これが「胃は腐熟を主《つかさ》どる」である。

また中医学の独自の理解であるが、飲食物の消化は、胃と脾《ひ》（4章）が共同して行なう、とされる。

五臓六腑のことは14頁でも出てきたが、じつは六臓六腑であり、それらの間には「表裏《ひょうり》」の関係があることは、次ページにまとめておいた。

6つの腑は陽に属し、6つの臓は陰に属する、というのも中医学の理解である。

胃（六腑の一つ）と、脾（六臓の一つ）は、その表にあるように表裏の関係にある。

五(六)臓六腑の表裏と陰陽

六腑（表・陽）	五(六)臓（裏・陰）
一、大腸（だいちょう）	一、肺（はい）
二、胃（い）	二、脾（ひ）
三、小腸（しょうちょう）	三、心（しん）
四、膀胱（ぼうこう）	四、腎（じん）
五、三焦（さんしょう）	五、心包（しんぽう）
六、胆（たん）	六、肝（かん）

五臓に心包を加えることにより、６組の表裏という関係が成立する

それはこの一対の臓腑が、たがいに関係し、補いあう関係にあることを示している。

胃は、ものいう腑である。

とにかく要求が激しいのだ。

人間をふくむ動物には、本能が3つあるとされる。（人間には「知りたい」という第4の本能がある、というのが筆者の主張である）

食が第1の本能であろう。

胃は、食という第1本能の発源地であり、そのためであれば、人間はなんでもやる。空腹感は、あらゆる判断に最優先するのではなかろうか？

美味しそうなモノを見つける目も、美味し

そうなニオイを嗅ぎつける鼻も、考えてみれば、胃という「水穀の海」を満たすために機能しているのである。指も、動きしだいでは「食指」となる。空腹であれば、どんな相談も、十中八、九まとまらないだろう。

　漢字の飯という文字は、なかなかの傑作である。

　日本語では、飯田さん、飯能市《はんのうし》、飯山線《いいやません》など、人名や地名となり、また鉄道の名前として広く親しまれている。

　飯という字の作者は当然のこと、古代の中国人である。ヘンの【食】（べる）と、ツクリの【反】（する）を合わせてみれば、真意はどこにあるだろうか？

その答えを推測してみよう。

　もし人間から食を去れば（造）反する、である。生存を保つだけの食事ができなければ、相手が社長だろうが、皇帝だろうが、反対行動にでる。これが漢字「飯」の意味であり、その例は、歴史のなかに無限にあった。

　ついでに「食為天」。

　中国語なら、シー・ウェイ・ティエンと発音する。日本語で「しょくいてん」と読んでも、どこか意味ありげだ。この句にはじつは主語があり、それは「民」である。

　中国の歴史書の嚆矢《こうし》となった『史記』は、司馬遷《しばせん》の畢生《ひっせい》の書であるが、そのなかに「民以食為天」とある。民は食をもって天となす、のだ。この「食為天」を看板にだし、それを店名とした食堂が数えきれないほどある。

閑話休題《かんわきゅうだい》。

神医・華佗《かだ》いわく、

「胃気《いき》が壮《さか》んであれば、

五臓六腑はみな壮んとなる」

と。

胃気とは、この場合、胃の機能というほどの意味である。

胃がシッカリしていれば、内臓はすべて元気だ、と華佗がいうのだ。

彼は2〜3世紀（後漢《ごかん》〜三国《さんごく》）に実在した名医であり、伝説的な色彩につつまれた人物である。

百歳になっても若者のような顔をしていた、健康法の五禽戯《ごきんぎ》を発明した、麻沸散《まふつさん》を用いて大がかりな外科手術をした、曹操《そうそう》に殺される前に『活人の書』を著わした……

枚挙《まいきょ》にいとまがない。

『霊枢《れいすう》』は、『素問《そもん》』（25頁）とともに、『黄帝内経《こうていだいけい》』を構成しており、ともに中医学のバイブルである。

それがいつ現在のような形になったかについては諸説がある。遅くとも紀元前後、早ければ戦国時代、というのが通説だ。

いまなお中国で、中医大学のテキストの1冊である『黄帝内経』、すなわち『素問』と『霊枢』は、じつに二千年以上も読みつがれていることになる。

ちなみに、中国やインドで、伝統医学を修める大学は、就学の年限も、卒業後の資格も、いわゆる西洋医学すなわち現代医学の大学と全く同じである。

『素問』の中にじつに端的に、食物と健康および生命のことを表現した個所がある。

「穀《こく》を納める者は昌《さか》え、穀を絶つ者は滅びる」のくだりだ。

要するに、胃が水穀《すいこく》を受けいれるうちが健康で、それが出来なくなったら死ぬしかない、というのだ。

正しい食事こそが健康の保証である、と読みかえてもいいだろう。

「食は命」なのであり、これまた「食為天」の思想である。まさに真理である。

ある目的のために、あえて食を断つことがある。

ガンダーラで修行したとされるシャカの苦行像は、あまりにも痛々しい。

王家に生まれたシャカは、なに不自由のない生活のなかに、ある種の矛盾を感じて、自ら家をでて、真理をさぐるために修行したという。

シャカは後年、激しすぎる修行は否定したという。

その到達点が「仏の教え」とされるが、二千数百年後の仏教は、シャカ本人が仰天するほど変容したかも知れない。

中国や日本にも、避《へき》（辟）穀《こく》という修行の方法があった。不老不死を志す仙道《せんどう》が代表だろう。

仙人話ではよく、石を食べるシーンがある。思うにそれはストーンではなく、鉱物性の薬である可能性が高い。

霞《かすみ》を食べる、ともいう。

それはたぶん摂取する穀物の量をかなり制限し、呼吸法に修行のポイントをおくことだろう。

江戸時代の木食《もくじき》も興味ぶかい。

それは個人の名前であると同時に、同様のことをした複数の人たちのことだろう。

彼らは、五穀《ごこく》を絶つかわりに、木の実を食べたのだ。ドングリなどのナッツである。

橡餅《とちもち》がそうであるように、ドングリなど木の実には、五穀と同様に、かなりの量のデンプンが含まれている。それを食べていれば、結果は同じである。木食の僧侶や行者たちには、教えを広めるという宗教上の目的があった。

江戸時代の庶民が、穀物をたらふく食べて

いたとは考えにくい。

それでも、穀断ちをし、木食をする人たちの教えは、庶民には歓迎されたようだ。

彼らが刻み残した仏像は、全国に千体以上もあるという。

その微笑ましい仏の表情から、あちこちを遊行した木食たちの行動が読みとれるだろう。

最後に、五穀のことを確認しておこう。

米・麦・アワ・キビ・豆を一般に**五穀**というが、豆だけがマメ科で、それ以外の４つはイネ科である。

米は、アジアでは五穀の最たるものだが、イネの原産地については諸説がある。

日本では「加賀百万石」とされたように、生産力の基準数値となり、重要な存在である。

麦は、栽培の歴史が長く、粉にひいてパンに焼く小麦、とろろ飯やビールの原料となる大麦（穂に芒《のぎ》があり、大きい）のほか、ライムギやエンバクなども。

アワ（粟）は、秋、長く太い花穂をつけ、その実は黄色く小粒で、ねばり気の糯《もち》アワは蒸して餅につき、そうでない粳《うるち》アワは炊くことが多い。

キビ（黍《ぞく》）はインド原産とされ、白黄色の実はアワの粒より大きい。抵抗精神をしめした「周の黍《ぞく》は食わず」（中国）とか、桃太郎のキビ団子などの故事がある。

豆のマメ科に属する植物は1万種以上あり、その種（実）はデンプンや脂肪などに富む。大豆・小豆《あずき》・エンドウ・ソラマメ・黒豆あたりが日本の定番だ。

飲食物は、いわば原料であり、材料である。それを消化、吸収して、命の灯を掲げつづける。

②小さな脳としての胃

消化のプロセスは複雑な化学工程であり、それを主に担当するのが胃・肝臓・大腸・小腸などである。これらの臓腑に「化学工場」の別名がある。

胃は、筋肉でできた化学工場である。

本人からみると、左下にふくらむ形をし、外側の大きなカーブは40〜50㎝、内側の小さなカーブで10〜15㎝ほどだ。その容量はなんと、牛乳パックを2本分、2ℓという大きさである。

以下、やや専門的になるが、消化のプロセスを見てみよう。

消化はじつは、すでに口の中から始まっている。

歯により、食物が細かくかみくだかれ、舌にある味蕾《みらい》が美味しさを楽しむ。

美味しいと思うのは、唾液が分泌され、そ

れに含まれる酵素《こうそ》プリアチンが働きはじめるからだ。

ご飯やパンなどの主食に含まれる炭水化物は、このプリアチンにより消化されるのである。咀嚼《そしゃく》するうちに、口のなかが甘くなるのは、だれもが知ることだ。

一日に分泌される唾液の量はなんと1.5ℓである。ここまでは、いわば消化の準備段階にすぎない。

胃から、本格的な消化となる。

食物の到着を待ちかねたかのように、胃腺《いせん》からは胃液が分泌される。この胃液の成分は塩酸・消化酵素・粘液の3つだ。

塩酸は劇薬であり、金属をも溶かす。そのpHは1～3で、強烈な酸性をもつ。

そんな塩酸がまず胃腺から分泌される理由は、飲食物に紛れこんで入ってくる細菌を殺すことである。

消化酵素のペプシンは、魚や肉などのたんぱく質を消化する（脂肪が分解されるのは、第八章の「胆」にいってからの話とする）。

粘液の役割は、こうした消化のプロセスが順調に行なわれるよう、くまなく混ぜあわせることだ。

一日に分泌される胃液の量は2・5ℓもある。

口から流入し、胃という化学工場のなかで攪拌《かくはん》され、細分化された飲食物が、次ぎなる小腸へと送りだされるまで、5～6時間が必要である。それは食物の硬い、軟らかいとは無関係である。

素朴な疑問を、一つ。

塩酸を武器として、殺菌や消化をする胃は、なぜ自分を消化しないのだろうか？

これに答えるために、再度、粘液に注目したい。

胃の主な任務の消化にとり、粘液はいわば「脇役」にすぎない。

ところが、粘液のpHは、塩酸と反対のアルカリ性である。

粘液のアルカリ性が、飲食物を撹拌する過程で、塩酸の酸性とみごとに中和する。

その結果、胃の自己消化という危険はたくみに回避されることになる。

ロシアの生理学者パブロフ（ノーベル賞受賞者、1936年没）の「犬の実験」は有名である。

ベルを合図にして、犬に食事をあたえる習慣をつける。

その結果、犬の胃はベルの音を聞いただけで活動を開始する、というものだ。

これは最後の章「脳」とも密接に関連していることだが、生体のもつ全体性をよく示している。

空腹感は、モノいう胃の発する、ある種の

警戒音である。

なぜなら、それは胃の腑が空っぽになったと同時に、血液中の糖分すなわちグルコースが減ったことを知らせているからだ。

それを感知するのは、脳の細胞である。この空腹感は、車にたとえれば、オイルメータの針が「0」に近づいたようなものだ。

その情報はただちに目や鼻に伝えられる。

これら「胃の斥候兵《せっこうへい》」たちは、ただちに活動を開始しなければならない。

きわめて興味ぶかいことに、目や鼻が食物を探しだすと間もなく、その到来を予感するかのように、胃はそろりと動き始めるのだ。

こうした胃と脳の連携プレー、それを媒介《ばいかい》する神経の動きに着目して、「胃は小さな脳」ともいう。

21世紀の現在、医学や科学技術が発達し、胃の内部は完全に観察することが可能である。

胃の手術をしたり、定期健診でひっかかった人は、内視鏡で、自分の胃の内部を見たことがあるだろう。あまりいい気持ちではなかったという感想が聞かれる。

現代の社会では、必然的にストレスが多い、いや多すぎる。そのため「小さな脳」である胃は、とかく悩まされるのである。

ストレス性胃炎・神経性胃炎・幼児性の胃《い》潰瘍《かいよう》・ハネムーン潰瘍など、まさに現代病である。

いずれも、極度の緊張や生活環境の激変に、胃が順応できなくなった結果であろう。

工業化し、情報化した社会は、数百万年という歴史をもつ人類には、テンポがすこし速すぎるのかも知れない。

そうした状況下では、長い伝統をもつ民族医学や薬学、養生法《ようじょうほう》でいう主張に、すこし耳を傾けることも、あながち無益ではないだろう。

「気」について。

人体の「気」が肺を通り、手の先までいくことは、13頁のようである。その「気」が、手をもどり肩から口へいく。「気」はさらに、

左図のように、頭をめぐり、胃をへて、足の先までいく。

三里《さんり》に灸《きゅう》すゆ（う）るより、

松嶋の月先《まず》心にかかりて……

ご存知、『奥《おく》の細道《ほそみち》』の冒頭の部分である。

江戸の俳人・芭蕉《ばしょう》が、東北から北陸へと、その生涯をかけた大旅行に出発したのは、45歳のときだった。道中の健康管理のためにと、お灸をすえたのが「足の三里《さんり》」というツボである（左図）。

人体を流れる「気」には、ポイントとしてのツボ（穴）と、ラインとしての経絡がある。

芭蕉が灸をしたツボ「三里」は膝のすぐ下、外側にあり、胃経《いけい》というライン上にある。

パブロフの実験ではないが、この「足の三里」に灸をしたり、針を刺したりして、胃を観察すると、じつに興味ぶかいことがある。たちどころに、胃の蠕動《せんどう》が大きくなるのである。それは胃腺から塩酸が分泌されたことを物語っているのだ。

この変化は、バリウムを飲み、X線をあてることにより、細大もらさず写真にすることが可能である。

電子顕微鏡もなく、CTスキャナーもなかった時代に、古代の中国人は、どのような過程をへて、「気」のツボや経絡を、はたまた人体の全体的なメカニズムを知り、その知識を

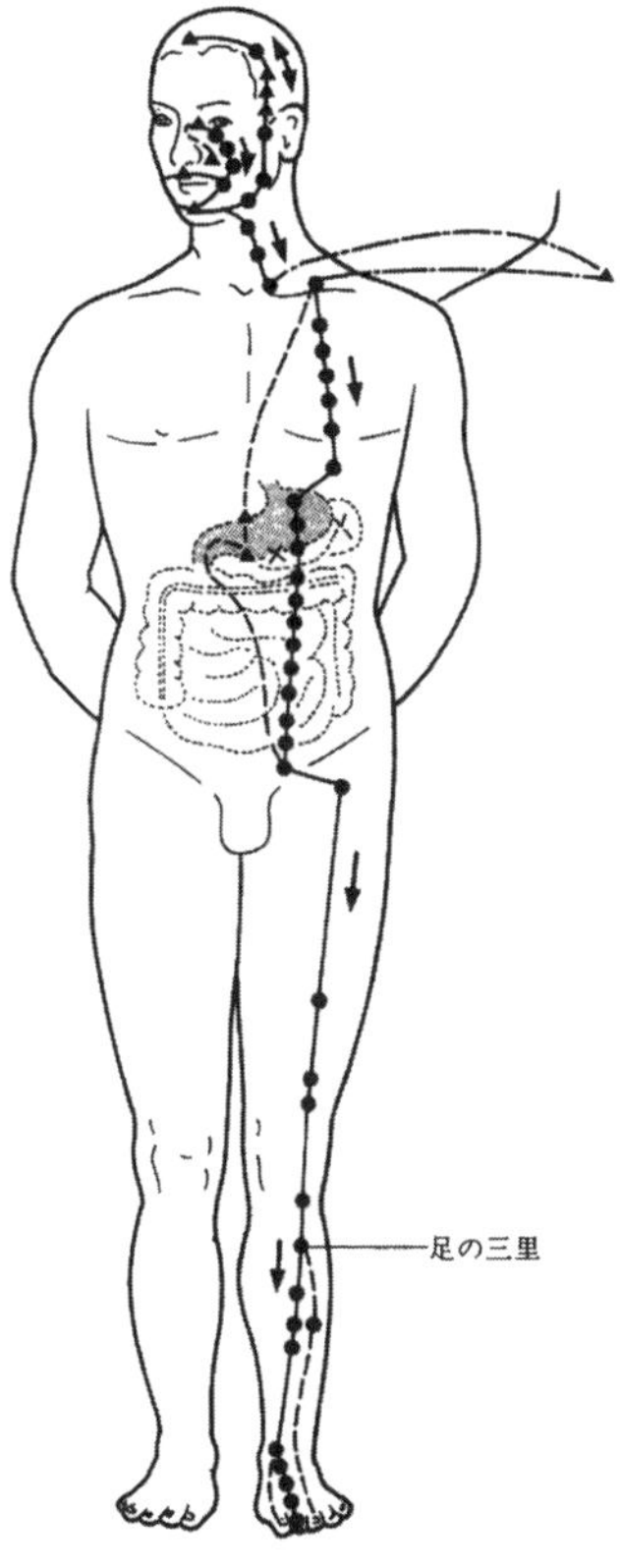

胃経のコースと
「足の三里」

体系化したのだろうか？

これもまた興味ぶかいテーマではないか！

この章の胃は、壮《さか》んにする、ないしは健《つよ》める、である。

清《きよ》めることが、前章の肺のポイントだった。

壮胃《そうい》よりは、健胃《けんい》のほうが分かりやすい表現だろう。

③ 健胃のための薬食

人の命を左右するほど重要な「水穀《すいこく》の海」である胃には、その仕事量があまりにも多く、ときに過労となることがある。

胃の機能が低下することを、中医学では、「胃気の不足」と表現する。

記録的な暑さとかで、ビールを飲みすぎたりするのも、原因の一つとなる。

胃の水湿を除き、健胃の効能をもつ薬物を探してみよう。

まずは、**茯苓**《ぶくりょう》である。

これは植物そのものだった葛根《かっこん》（27頁）や貝母《ばいも》（29頁）とは異なり、キノコの1種である。

アカマツやクロマツなどの根に寄生する菌糸《きんし》である。

こうした植物に由来する薬のほか、動物

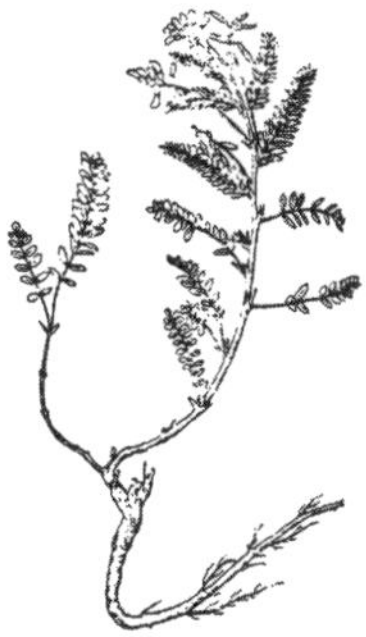

マツホドの茯苓

（204頁）や鉱物（225頁）に由来する薬があることは、いずれ触れる。その総称が**中薬**《ちゅうやく》である。

日本でいう漢方薬は、その一部といえる。

中薬の多くは、一部の鉱物薬を別にして、動植物など「生命あるモノ」を原材料としていることから、**生薬**《しょうやく》ということもある。

さて茯苓に話をもどそう。

その正しい植物名は、サルノコシカケ科マツホドである。

北海道をのぞく日本、朝鮮や中国に広く分布する。その寄生する場所がマツの根っこであるため、掘ってみなければ分からないという「難物」である。

外見は茶褐色だが、内部は白く、菌糸がびっしりと絡《から》みあっている。

大きなものでは1キロにもなる。

1週間ほど水にひたし、輪切りにしたものが生薬としての茯苓である。

その薬効が「胃を健《つよ》くし、気を行かせ、中を和する」である。

「中」は胃の代名詞であり、それを「平和」な状態にすること。

行くべき「気」が行かず、滞っている状態を改善すること。それが健胃なのである。

この茯苓は高価な生薬であり、かつては「茯苓突き」といわれる専門のマツホド探しがいた。

いまだ人工栽培には成功しておらず、日本では、中国や朝鮮からの輸入にたよっている。

この茯苓はサルノコシカケとともに、制ガン作用が期待されている。

胃や脾が病んだら、それを癒し、「気」のレベルを高めなければならない。

消化能力を高めることを、中医学では、「気」を補うといい、そうした効能をもつ薬材の総称が補気材《ほきざい》である。

数ある補気材のなかで、あえて1つといえば、それは**黄耆**《おうぎ》だ。

黄耆は、マメ科（46頁）キバナオウギの根である。

その薬効は、『本草綱目《ほんぞうこうもく》』の著者である李《り》時珍《じちん》に語ってもらおう。

李時いわく、耆《ぎ》とは長《おさ》の意である。黄耆はその色が黄色く、補薬《ほやく》としての長であるゆえ、かく名づけたものだ……その根は長さ2～3尺、矢がらのように堅く実したものを良とし、若い苗はゆでて食する。黄耆は甘《かん》、温《おん》にして、純陽《じゅんよう》のもの

だ。その効用は……胃を壮《さか》んにする
と。
　このように医聖《いせい》・李時珍が絶賛する黄耆で
ある。

　不世出《ふせいしゅつ》の本草学者・李時珍が、破天荒《はてんこう》の大作『本草綱目』を残して世を去ったのは、16世紀末のことだ。

　それは200年以上の隆盛をほこった明朝に陰りがでてきた時代だった。

　北からは満州族（金・清）が兵をあげて南下し、日本の侵略（秀吉の出兵）を受けた朝鮮（李氏）からは、SOSが明朝にとどく。

　破天荒というのは、全52巻、薬物1892種を収録したという規模だけではない。

　それまでの本草書は、「述べて作らず」（孔子）という伝統を墨守《ぼくしゅ》し、前作を引用するのみで、自分の説を開陳《かいちん》しなかった。

　いや、許されなかったのだ。

　ところが李時珍は、黄耆の部分で引用したように、いきなり「時珍いわく……」とやる。

　これは超破格だ。

　惜しむらくは、この畢生《ひっせい》の大作が刊行されたのが、著者の没後3年、1596年だった

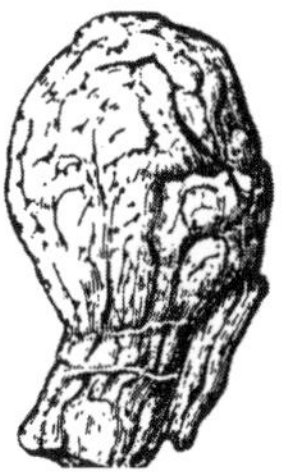
黄耆は
キバナオウギの根

ことだ。

壮年の35歳から没年の61歳まで、李時珍が心血をそそいで著述した『本草綱目』は、いまなお中国の医薬大学では必読テキストである。

ちなみに、西洋の植物分類学を確立したC・リンネ（スウェーデン人）が、『自然の分類』を刊行したのは、1739年のことだ。

確かにそれは名著ではあるが、総ページがわずか14頁であることは、ほとんど知られていない。

余談を2つ。

日本にこの『本草綱目』を移入、紹介したのは林羅山《はやしらざん》である。

1607年のことだ。

徳川家康のために朱子学を講じていた林羅山が、いち早くその価値を認めたのだった。

このスピードは、当時の日本の情報力であり、実力でもある。

2つ目は個人的なこと。

1993年10月、李時珍の郷里（湖北省）で「李時珍没後　400年記念シンポジウム」が開かれ、光栄なことに、著者は、それに招かれて出席した。

中医の薬材は、単独で用いるものではなく、特長はコンビネーションにある。

その配合成分は、能書きに全て明らかだが、それらの比率はいわば「企業秘密」である。活胃散《かついさん》、補中益気湯《ほちゅうえききとう》、香砂養胃丸《こうしゃよういがん》など、数えだしたらキリがない。

その服用はやはり専門家に相談されたい。

◇◆◇◆◇

日常の食生活に、「健胃《けんい》」を探してみよう。

まずは、**ニラ（韮）**。

葉もの野菜で、健胃のトップがニラである。

それに含まれるアリシンが匂いの正体だが、ビタミンB1の吸収を高める。

β-カロチンも豊富なニラは、胃や腸の機能を活発にしてくれる身近な野菜である。ニラ・レバは定番だ。

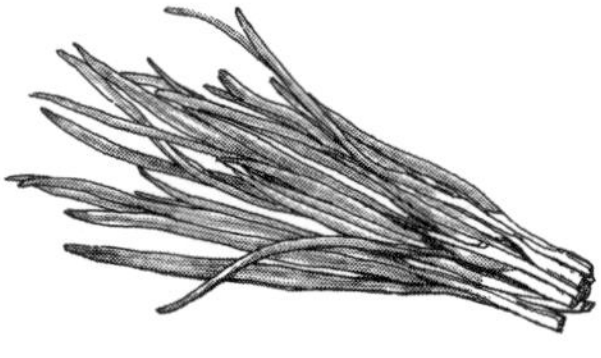

トマトもまた、健胃の野菜である（果物だという人もいる）。

中南米の原産で、日本人が食用のトマトを知ったのは、明治になってからのこと。

トマトに含まれるリコピンには、強い抗酸化作用や抗ガン作用があり、よく熟したものがいい。

抗老化作用をもつグルタミン酸も豊富に含まれる。

サラダの生食が一般的だが、リコピンは加熱したほうがよく吸収されるので、卵と炒めたり、肉類と煮たりするといい。

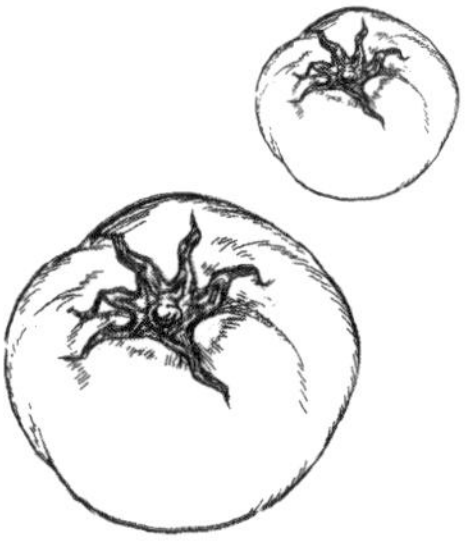

酢は、調味料であると同時に、健胃の効能をもつ。

原料が米であれ、麦であれ、果物であれ、たとえ化学製品であっても、食欲を増し、消化を促すことに変わりはない。

「酢の物」は和食に特有のものだろう。酸味をもつ、少量の前菜が、食欲を前進させる。

これを中国では、開胃《カイウェイ》という。

ただメニューで思い出すのは、炒ったピーナツを黒酢に浸したものくらいだ。

和食の酢の物のレパートリーはじつに豊富だ。

プアル茶もまた、健胃の嗜好品である。

茶の葉を完全に発酵させたお茶は、その色

が黒いことから黒茶《こくちゃ》ともよばれる。

雲南省《うんなんしょう》の普洱茶《プアルチャー》がその代表だろう。

かつて腸チフスの治療にも使われたプアル茶には、すぐれた健胃の薬効がある。

ビールや**酒**にも健胃の作用が、などと聞いたら、「左党」は大喜びだろう。

古代アラブで作りはじめられたというビールには、「液体パン」という別名があり、大麦を原料とする（45頁）。

低い濃度のアルコールやホップが、食欲を増進させる。

米を原料とした酒に、日本には清酒があり、中国には紹興酒《しょうこうしゅ》がある。

いずれも豊富なアミノ酸を含み、胃の機能を整え、消化を促し、血行をよくする。

なにしろ「百薬《ひゃくやく》の長《ちょう》」とされる酒であるが、それは飲むもので、飲まれないようにすることが肝心である。

その「肝」は第9章で、「心」は第5章で、それぞれ取りあげる。

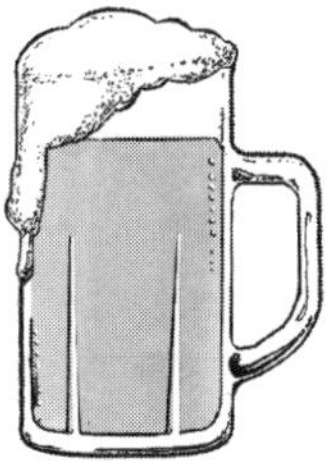

Column

『霊枢』の勉強会が始まった背景

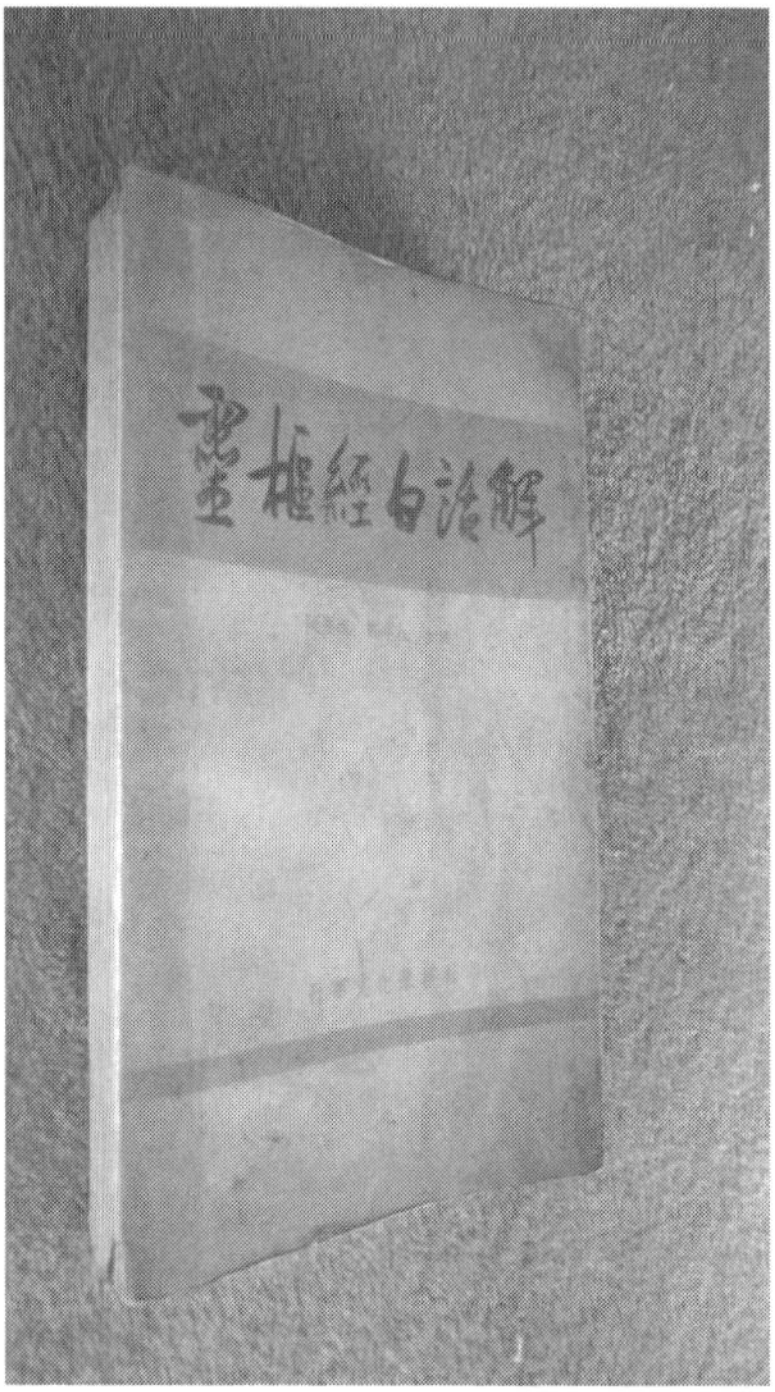

筆者が愛読する『霊枢』（白話解、香港版）

中国の古医学書に、『黄帝《こうてい》内経《だいけい》』というものがあること、それが2部構成らしいということは、1970年代の中頃から、うすうす知っていた。

日本と中国が国交を正常化（1972年秋）させて間もなくのことであり、中国の情報は質量ともに、現在の比ではなかった。

ただ、中国の医学、とくに針灸の分野は例外だったようだ。

針で麻酔ができ、大きな手術ができるというニュースが世界を駆けめぐったのは、1971年のこと。

それは中国を訪れたニューヨーク・タイムスの記者の「特ダネ」だった。

当時も中国は「政治の季節」であり、針麻酔は、プロ文革の成果であり、偉大な祖国医学の新たな進展だとして、喧伝された。

東洋医学には、かねて一定の関心があった。

それを学び、それを生業とする友人たちもいた。

彼らから、中国医学の古典を、具体的には『霊枢《れいすう》』を勉強したいのだが、読書会に参加してくれないか、という相談があった。

要するに、読書会をリードして欲しい、というのである。

こちらが『針《しん》刺《し》麻《ま》酔《すい》』（1974年、医療出版社）の共訳者であると知ってのことだ。

この『針刺麻酔』の翻訳は、かなり本格的な翻訳だった。分量的にもそうだが、内容的にはもっと、そうだった。

医学や生理学の部分は、辞書を引きひきクリアできた。ところが随所にでてくる『霊枢』や『素問《そもん》』からの引用は、難解そのものだった。

それが古文であるというだけでなく、内容の発想そのものが異次元であることを実感させられた。直観として、これがクリアできなければ、総体としての中国は理解でないだろう、とも感じた。

平均年来27歳の5人が、難行苦行の末、ともかく翻訳を終え、刊行にこぎつけたのは、1974年2月のことだった。

さて、『霊枢』の勉強会である。

難物であることは覚悟のうえだったが、想定以上の難物だった。参加者の多くは針灸師であり、薬剤師もいた。

内容の講読もさることながら、彼らが喜んだのは、音読だった。

『論語《ろんご》』や『老子《ろうし》』もそうだが、原文を、音読すると、まことに耳に心地よい。リズミカルであり、詩の朗読を聞くかのようである。

古典は、散文ではなく、韻文である。

例えば、冒頭では、「黄帝が岐伯《ぎはく》に問う、わが子である万民、その百姓《ひゃくせい》（諸々の民のこと）を養う・・予の哀しむは・・（彼らが）ときに疾病にかかること、予は毒薬や砭石《へんせき》（石の針）を用いずに、細い針で経脈《けいみゃく》を通し、血気を調える方法を後世に伝えたい。その実情を聞きたい」とある。

これに対し、「岐伯が答えていうに・・」とある。QAの形式で医学問答は進んでいく。


この『霊枢』勉強会は、残念ながら、最後まで読み切らずに終わってしまった。

参加者たちにもそれぞれ人生の都合があり、東京を去る人もいた。

勉強会の後の懇談は、天の美禄《びろく》（酒）の助けもあり、談論風発、じつに楽しいものだった。

とまれ、30代の前半、中国古典の難物中の難物に挑戦したことは、筆者にとり忘れがたい体験であり、いまなお記憶に新しい。

第3章

通腸

「腸」を通す

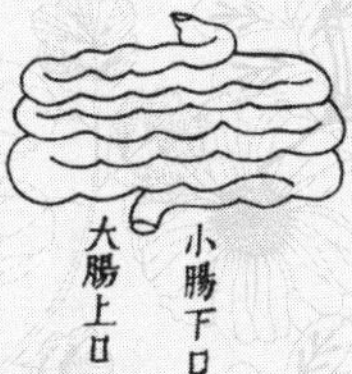
小腸下口
大腸上口

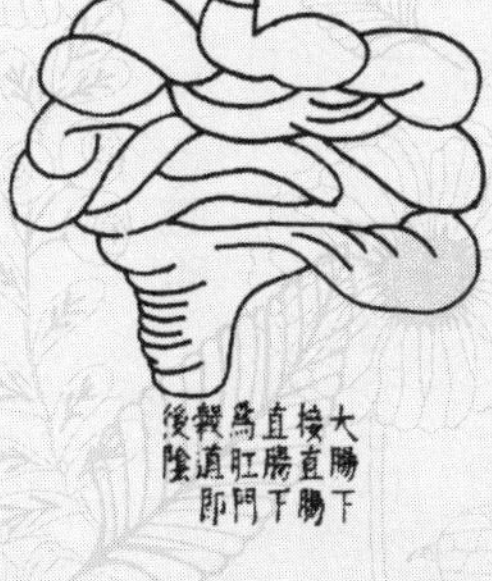
大腸上口即
小口下口
大腸下
接直腸
直腸下
為肛門
穀道即
後陰

①水穀を受ける

腸には、細く長い**小腸**と、太く短い**大腸**がある。

この腸という文字はヘンの【月】と、ツクリの【昜《よう》】（昜《えき》ではない）から成る。

【月】（ニクヅキ）はこれまでと同様、肉体のことである。

【昜】は、長くのびることである。

長くのびる肉とくれば、それは腸のことだ。

大腸も小腸も、どちらも「腑」である。

小腸は心《しん》と、大腸は肺と、それぞれ表裏《ひょうり》の関係にある（40頁）。

胃は「水穀の海」であり、官職名は「倉廩《そうりん》」だった。

そこで消化された飲食物が、次に移るのは「**受盛《じゅせい》の官**」の小腸である。

この官職名は、小腸の機能をよく現わしている。

盛とは、山のように盛ることだ。

これは本来、天や神にそなえる供物《くもつ》を、皿のうえに山のように盛ること、ないし皿そのものを意味した。

大きな胃（2ℓ）から、細い小腸（直径わずか4㎝）に出てきた飲食物は、まさに山盛りのような状態であろう。

それは交通渋滞のようなもので、高速道路から一般道に降りてくれば、きっとそうなっている。

水穀（飲食物）がこの細く、長い（６ｍ強）道を通過するには、数時間から十数時間が必要となる。

吸収とは、かくも入念なプロセスである。

この小腸の作用を、中医学では、「化物《かぶつ》をだす」「清濁《せいだく》を分ける」などと表現している。

胃からきた飲食物はすでにドロドロの状態、すなわち糜汁《びじゅう》となっている。

「物を化す」「清濁を分ける」とは、その糜汁をさらに変化させる小腸の機能を巧みに表現したものだ。

17世紀のある名医が、

「胃の中の水穀は……（胃）下の口から小腸に伝わり、清濁《せいだく》を分別し、水液は膀胱《ぼうこう》の上の口に入り、滓穢《さいえ》は大腸の上の口に入る」

と明快に述べている。

清濁の清《せい》とは、水穀（飲食物）のなかの栄養をもつ成分、中医学でいう精微《せいび》、すなわちエッセンスのことである。

また濁《だく》とは、水穀から精微をとり除いたあとの糟粕《そうはく》、すなわちカスのことである。

「受盛の官」である小腸の仕事は、胃から受けとった水穀の糜汁を、直径4㎝、長さ6m以上という、細く長い肉のトンネルの中で、栄養のある精微と、その残りかすである糟粕とに分けることだ。

精微（エッセンス）のいき先は、次章の「脾」である。水液のいき先である膀胱のことは、第6章にゆずる。

ここでは、糟粕（カス）のいき先である大腸のことを取りあげることにしよう。

大腸の別名は、「**伝導《でんどう》の官**」である。

その名のように、小腸からきた「糟粕」を、伝え、導く、ことを任務とする。

日本にもかつて、運輸省という国の機関があり（2001年まで。いまは国土交通省）、そのトップが運輸大臣だった。さしずめ大腸は、体のなかの「運輸大臣」というところだろう。

中医学では、大腸の機能を「伝導を主《つかさ》どる」と規定している。

水穀（飲食物）は、口や胃で消化され、小腸で栄養分を吸収し、残りかすが大腸に送られてくる。大腸はそれを出口まで送りとどけるのだ。

肛門《こうもん》のことを、中医学では、後陰《こういん》ということがある。

それは人体にある九竅《きゅうきょう》、すなわち9つある竅《あな》の1つである。

ちなみに残りの8つの竅は、目が2つ、耳が2つ、鼻が2つ、口が1つ、それに前陰《ぜんいん》（ペニスないしヴァギナ）の1。

大腸の実際の機能は、じつは中医学が考えているより、ずっと多いことは間もなく述べることにする（73頁）。

ここでは、40頁の「六臓六腑」表を見ながら、大腸や小腸などの機能について説明を補いたい。それは中医学でいう臓腑の基本であるからだ。

六腑《ろっぷ》とは、大腸・胃・小腸・膀胱・三焦《さんしょう》・胆の6つの腑のことをいう（膀胱の説明は第六章でする）。

三焦は、上中下に分かれ、水の流通に関係し、「名前はあるが形のない」器官とされる。本書では、これ以上触れないが、関心のある読者は拙著『「気」で観る人体』（講談社、現代新書、169頁〜）を、ご一読ください。

共通点が、六腑にはある。

それは、「物を伝化《でんか》して、蔵《ぞう》さず」ということだ。ひたすら消化し、ひたすら伝導するだけで、物を貯蔵することは無い、という意味である。それはちょうど、臓の機能と対局にあるものだ。

六臓とは、肺・脾・心・腎・心包《しんぼう》・肝の6つの臓のことである。六腑と合わせて、これで六臓六腑である。いわゆる五臓六腑に比べると、心包が1つ多い。

心包とは、心《しん》（第5章で詳述）の周囲にあり、心をガードする機能をもち、別名は「臣使《しんし》の官」である。

この心包という臓を1つ加えることにより、6（腑）対6（臓）というバランスをもたせ、理論的な整合性をもたせたと考えられる。

ところで陰陽《いんよう》は、古代の中国人にとって、あらゆる思考の原点である。

それは中国の哲理の基礎の基礎ともいうべきものだ。

本来は、山の北側など、陽のあたらない場所のことを「陰」といい、それとは反対に、日あたりのよい部分を「陽」といった。やがてそれが抽象化され、四季の変化や物事の消長の背後にある「原理」を意味するようになった。

この陰陽はあくまで相対的な概念であり、森羅万象を、対立的かつ統一的なものとして思考する。それはまさに中国的な思考法のスタンダードである。

陰＝月、夜、女、柔、地、北、後、下、
臣、閉、死、静……

陽＝日、昼、男、剛、天、南、前、上、
君、開、生、動……

これを中医学のなかで確認してみよう。

大腸など6つの腑は、陽に属する。肺など6つの臓は、陰に属する。

さらに言えば、六臓は裏《り》であり、六腑は表《ひょう》

であり、これらの臓腑は「気」の流れにより、密接な表裏の関係にあり、われらの体をして、1つの整体として全体的に機能させているのである。

六臓六腑と「気」の流れの関係は、36頁と93頁の表のようである。

② 腸は化学工場

ここからは大小の腸について、やや具体的に見てみよう。

まずは小腸である。

小腸の全長は6m以上もあり、3つの部分に分けることができる。

胃からすぐ、約30㎝の部分を十二指腸という。面白いネーミングだ。そこには横にした手の指が12本ほど並ぶからである。この十二指腸はデリケートなことで知られ、精神的なストレスが原因となり、よく潰瘍ができたりする。

その次の約2・5mの部分が、空腸である。

その後、大腸にいたるまでの約3・5mの部分を、回腸という。

計6m強といえば、身長の3〜4倍である。そんなに長〜い小腸の内部で、絶えず消化と吸収が行なわれている。

さらに注目すべきことは、小腸の構造が立体的なことだ。しかもそれは三重になっている。

腸の壁そのものがヒダ状になっており、そこからは腸絨毛が出ており、その腸絨毛からさらに微絨毛が出ているのだ。

ややグラフィカルかつ断層的に、小腸のもつ三重の構造を想像してみよう。

小腸壁《へき》という大地から、いく重《え》にもヒダ状の山脈（腸絨毛）が延び、そこには無数の支脈があり、その全体が超無数の細い毛（微絨毛）におおわれている、そんな光景だ。

その数はまさに天文学的である。

腸絨毛の本数は、腸壁１㎠あたり約３０００本である。その同じ面積のなかにある微絨毛の本数は1億５０００万本となる！


こうした立体世界こそが、小腸の作業効率を高めていることは当然だ。

ある試算によれば、この小腸の内部の表面積は３００㎡にもなるという。これはじつに体の表面積の約２００倍で、テニスコートにして１枚半ほどの広さである。

口から肛門まで、すなわち人間の消化管は全長にして約11ｍである。小腸はなんとその半分強を占める。

42頁にあるように、胃腺からは塩酸が分泌され、消化が行なわれる。

その胃から、小腸の入口である十二指腸に送られてきた糜汁《びじゅう》は、まだまだ強い酸性を帯びている。これでは、腸が「消化」されてしまう！

生体のメカニズムには、驚くばかりである。酸を検出した十二指腸は、ただちにセクレチン（ホルモンの一種）を放出する。

それを感知した膵臓《すいぞう》が速攻、アルカリ液を分泌して、膵汁を中和させる。同時に小腸の壁からは、大量の腸液が分泌される。そこに含まれるのが、３大栄養素を分解する酵素である。

それを確認すれば、炭水化物（デンプン）を分解するアミラーゼ、脂肪を分解するリパーゼ、たん白質（ペプトン）をさらに細かいアミノ酸に変えるジペプチターゼ、という3主役である。

これ以外にも少なからぬ消化酵素があり、小腸での消化という任務を遂行している。

ちなみに、これらの酵素を含んだ腸液は、1日に約３ℓ分泌される。

次は、大腸である。

それは小腸とつながり、最後の肛門まで、全長１・５～１・８ｍの消化管である。

その部位と形状により、Ｓ字結腸や直腸など複雑な名称がつけられているが、ここでは省略する。それ全体が大腸なのだ。

大腸は、小腸に比べて、太く、短く、その配置は簡単である。直径を比べれば、小腸が４㎝で、大腸が６㎝である。小腸は、腹の中央部をじつに複雑に行ったり来たりしていて、その全長が6m強もある。ところが大腸は、その小腸の外側をひと回りしているだけであり、全長も2m弱にすぎないのである。

俗にいう盲腸《もうちょう》がある。それは大腸の一部のことである。

小腸の最後の部分だった回腸《かいちょう》から大腸の最初の部分である上行《じょうこう》結腸につながる部位がある。そこが一部、管状に、小さく突起しており、虫垂とよばれる。

この部分が何らかの原因で炎症を起こせば、それが虫垂《ちゅうすい》炎すなわち盲腸炎である。48時間以内に手術をしないと、予想外の危険となることがある。

腸（大腸と小腸）の長さと、食物の関係には、ある種の因果関係がありそうだ。

ヒトの場合、2つの腸の長さを合計すると、約11mで、身長に比べれば約6倍だ。食性は雑食である。

ヒト以外の動物はどうか？

食性との関係は？

▼肉食系

ライオン＝4倍　ネコ＝4倍強

▼草食系

ウマ＝約10倍　ウシ＝約22倍

ヒツジ＝約25倍

だという。

純然たる肉食のライオンから、純然たる草食のヒツジまで、その比率の変化は一目瞭然である。

ヒトの場合も、肉食の者に比べて、菜食主義者の腸は2〜3ｍ長いという。日本人の腸は、思うに、明治以来しだいに短くなっているのだろう。

大腸へと送られてくるのは、すでに栄養分がほとんど無いカスと、大量の水分である。

やや詳しくいえば、繊維質の老廃物、不消化セルロース、いくらかの塩分、これらが水様状の混合物となって、大腸に到着する。

大腸には、それを「伝導」するだけでなく、水分を吸収するという重要な任務がある。

この水分がまた体内を循環するのであるから、動物のリサイクルはかなり高いレベルにあると言えそうだ。

水なくして、生命はあり得ない。

人体における水の割合は、成人で50〜60％、新生児では82％である。赤ちゃんの肌に潤いがあり、老人にシワがあるのは、こうした含水率のなせるワザなのだ。

大腸には中医学で指摘する以外に、「ずっと多くの役割がある」と書いた（67頁）。

その続きである。

われらの大腸のなかには、１００兆を単位とする大腸菌がいる。

大腸菌と聞いて、夏の海水浴を思いだす人

がいるだろう。海水浴場の「汚染レベル」を示すものとして、大腸菌の数が報道され、「悪者」あつかいされているからだ。

その大腸菌であるが、大腸のなかで病原性をもつことはない。

そうでなかったら、人間はとっくに死滅しているだろう。それどころか大腸菌は、大量の非消化物をエサとして、ある種のビタミンを合成し、それを人体に提供してくれている。

悪者どころか、その逆であり、われらは大腸菌に感謝しなければならないのだ。

大腸菌の大きさは2～４μ《ミクロン》だ。３μ平均として、３００個の大腸菌を並べてやっと１㎜という、小ささだ。

この大腸菌は、活動の結果として、ガスを発生する。オナラである。

下風《げふう》というのは、肛門から出るからだろう。

１００兆もいる大腸菌であれば、ガスも一定以上の量となり、音もするというものだ。それは正常な生理現象である。

ちなみ上風《じょうふう》は、あくびの別名。

あくび（欠身）もまた、正常な生理現象で、肺がすばやく酸素と炭酸ガスを交換する仕組みである。

ネコが背中をのばし、大きくあくびをする様は、いかにも気持ちよさそうだ。ただ、このあくびには、どこか倦怠感というか、精神的なたるみが感じられる一面がある。

質実剛健をモットーとした母校（新潟県の長岡高校）では、「下風は許すが、上風は許さず」という校風があった。

その校風の守護神のような先生が、授業中、あくびをする生徒がいたのだろう、「下風は許すが――」と言った途端に、ブーッとやったモサがいた。

閑話休題。

大腸で、飲食物のカスが処理され、そこに滞在する時間は、4～24時間とかなり異なる。

水分を吸収され、半固形化された老廃物、すなわち糞便《ふんべん》が、一定の量になると自動的に便意をもよおす。

それを実行することは、社会的な環境とも関係することで、ときに待たされることもある。それでも大腸は、排出すべきものを貯蔵したまま、じっと待機してくれる。ありがたいことだ。

ありがたいといえば、放尿と同様、健全な排便には、ある種の快感がともなうことだ。思わず、ため息が出たりもする。

人間を造ったのが、かりに造化の主だとすれば、それに感謝しなければならないだろう。

③ 通腸のための薬食

腸の機能を、中医学では「物を化し、清濁

を分ける」といい、現代の生物学や医学では「消化と吸収」という。

　その認識に大きな差はないだろう。

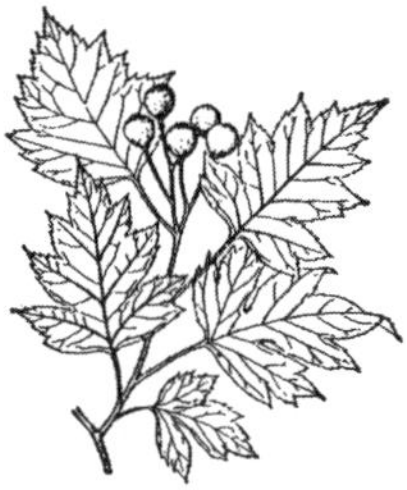

山査子は
サンザシの実

　整腸（腸を整える）といえば現代人には分かりやすいが、中医では、通腸（腸を通す）が一般的だ。それは「ひたすら伝導する腸」に合わせた表現でもある。

　ここでは、腸と関係する薬草を2つ取りあげてみよう。


日本で春の花木《かぼく》（花をつける木）として珍重されるものに、バラ科のサンザシがある。

　白い、梅に似た花をつけ、秋には赤い実をつける。江戸の中期に、中国から移入された。この赤い実（偽果《ぎか》）を、山査子《さんざし》という。甘酸っぱい。

　中国ではそれを菓子やシロップの原材料にするほか、ゼリー状にした紅果《ホンクオ》や、串ざしにして飴煮にした糖葫蘆《タンホーロ》がある。とくに後者は、筆者の印象では、晩秋から初冬にかけての風物詩でさえある。

　このありふれたサンザシが、「受盛の官」である小腸や、「伝導の官」である大腸には、ありがたい、欠くことのできない薬物なのだ。

再び李時珍に登場してもらう。

「唐には赤爪《せきそう》として記載されており……丹渓朱氏がはじめて山査子の功を著録してから、後ついに要薬となった……九月、霜の後に熟せると取り、格（種のこと）を去って日干しに、あるいは蒸してから皮を去り、搗《つ》いて餅にし、日光で乾かして用いる……胃を健《つよ》め、飲食物を消化し、食積《しょくせき》を消す」というのだ。

その赤い色から、すでに唐代から知られていたサンザシを、13世紀（元代）の朱丹渓が評価したこと、造り方、その効能まで、時珍は全て教えてくれている。

食積とは、消化不良のことである（調味料としてのサンザシは、最後の部分に登場してもらう）。

二日酔いにも効果のあるサンザシを、ヨーロッパでは強心薬として用いている。これは東西の違いであり、じつに興味ぶかいことだ。

オケラといっても、昆虫のことではなく、キク科の植物である。日本では北海道を除いた各地に野生し、アザミに似た白い花をつける。『万葉集』にも詠まれるほど、日本人には親しみのある植物だ。「山で美味いのはオケラとトトキ」と言われるように、山菜としても有名だ。

そのオケラの根を干したものが朮《じゅつ》である。

京都の八坂神社などで、年末から年始にかけて行なわれる白朮《おけら》祭りがある。

オケラの根に点じた火を持ちかえり、その火でたいた雑煮を食べると、1年の厄病《やくびょう》から逃れるという。

李時珍の『本草綱目』によれば、もっと効果がありそうなオケラである。

「朮《じゅつ》は、山の精である。それを服すれば長生し、穀物を辟け、神仙となり得る」と。

これが本当なら、大変なことだ。

辟けるは、避けるである。宗教や修行の目的のために、ときに食事を制限することは、すでに述べた（44頁）。

悟りを得たり、仙人になるために、オケラが役立つという。勇気ある人は、慎重に、試してみてください。その場合、結果を教えてもらえれば、幸甚です。

時珍が教え蒼朮丸や蒼朮膏のほうは、かなり実際的である。

蒼朮とは、オケラの根をそのまま干したもので、茶褐色である。

祭りに用いられる白朮は、皮をむいたオケラの根を干したもので、色は白い。

蒼朮丸は眼に効き、蒼朮膏は胃腸や脾を健くするという。

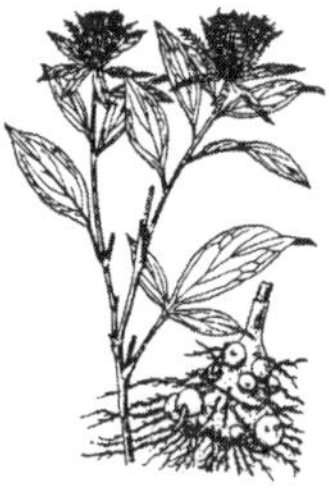

オケラの根を干せば朮

いずれにせよ、「山の精」であるオケラには、消化器系統の作用を強める薬効があり、それにより体や目が一般人よりも優れたものになれば、それはある意味では、仙人や悟りを得た存在に近づくことであるのかも知れない。

中国の薬局（中医学）でよく見かける製剤に、13世紀に考案された保安丸や、冷たいものを過食したときの真武士湯、現代的な考えで処方された胃腸安などがある。

実際の服用は専門家に相談してください。

例によって、

日常の生活に目を向けてみよう。

まずは、サンザシ（図は76頁）である。

李時珍ご推奨の薬物サンザシはまた、すぐれた調味料でもある。

その甘酢っぱさに加え、消化とも関係しそうだが、魚の骨などを軟らかく煮ることができる。

わが家の冷蔵庫には、ゼリー状にした紅果は常備である。

南方系の果物には、腸を潤す（潤腸）作用がある。

それは通腸とどこか通じており、アボカドやバナナの果肉がもつある種のねっとり感からも理解できそうだ。

アボカドは中南米の原産で、古代アステカから栽培されてきた。それ以外の世界がアボカドを知

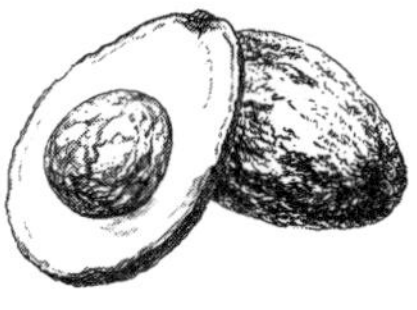

ったのは19世紀になってからのこと。

油脂やカリウムを豊富にふくむアボカドには、潤腸と通便の効能がある。

バナナは東南アジアの原産、高たんぱくの果物で、日本の有名人で最初に食べたのは織田信長とか。やはり相当に顕著な潤腸と通便の効能がある。

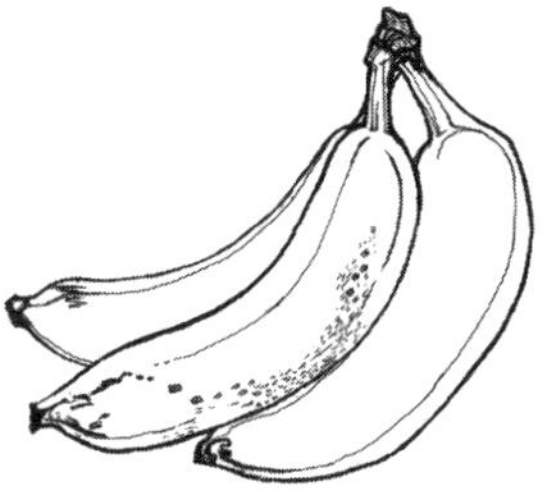

アーモンドやキョウニンにも、潤腸と通便の効能がある。

アーモンドはバラ科アーモンド（扁桃や、巴旦杏）の格（種）のなかの仁である。

キョウニン（杏仁）は、バラ科アンズの格（種）のなかの仁だ。

いずれも食用と薬用の仁があり、ときに混同されるアーモンドやキョウニンではある。

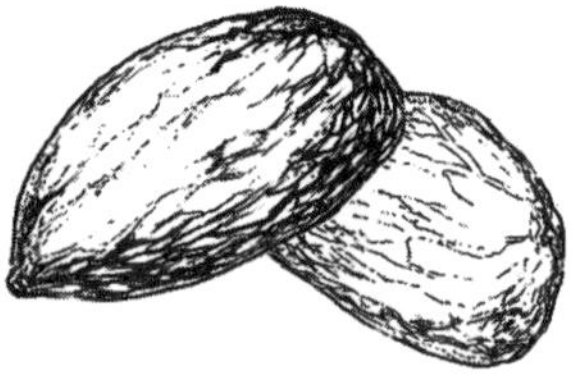

クルミやゴマもまた、潤腸と通腸の優れた効能をもつ食品である。

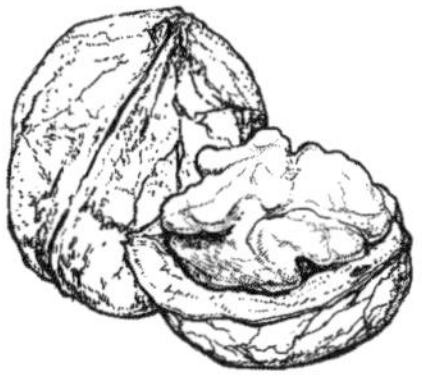

海のなかにも、潤腸と通便の効能をもつ食材を探すことができる。

クラゲだ。

水母と書くだけあり、94%は水分である。

有毒な種類も多く、食用になるものは少ない。

しかも生食はできず、ミョウバンと塩で脱水、解毒をしなければならない。

とはいえ、あの爽やかな食味のあるクラゲが、「腸を通して」くれることに感謝したい。

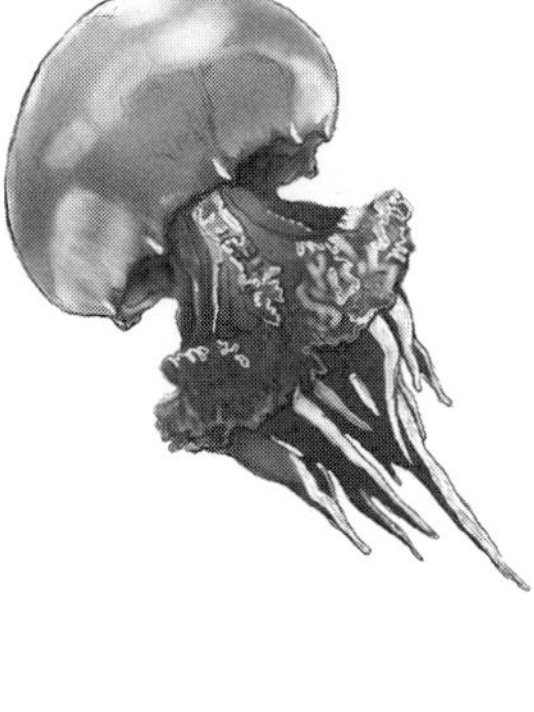

Column

『素問』の内容はさらに興味ぶかい

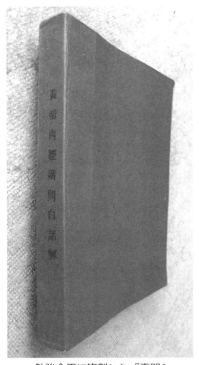

勉強会用に複製した『素問』
（白話解とは、現代語訳のこと）

中国最古の医学書『黄帝《こうてい》内経《だいけい》』を構成する、もう1冊の『素問《そもん》』の勉強会を、という話である。

『霊枢《れいすう》』の経験もあり、かなり気軽に受けたのだが、問題はテキストだった。手ごろなテキストがないのだ。専門書でもあり、中国で発行されたものは当時、入手困難だった。香港でリプリントされた版本があったが、冊数が足りない。

ならば、自力更生でリプリントしよう！と相なった。

自分たちの勉強のためであり、販売や営利を目的としないので、法的問題はなかろう、という判断のもとである。

当然、かなりの費用がかかったが、筆者を含む有志で分担した（若気のいたり?）。

聞きかじりでは、『霊枢』はほとんど針について、『素問』は医学概論や生理について、ということだった。

前者はその通りだった。

勉強会の仲間（9人）の多くは針灸師で、彼らとともに「針経」の奥義を学ぶというような緊張感がただよい、知的な楽しみがあった。合宿もやった。

さて、『素問』である。

その内容は確かに、個別よりは総体、具体よりは抽象、という展開であり、医療関係者ではない筆者にとり、より強く引きつけられる内容だった。その冒頭に、

「昔、黄帝あり、生れながらにして神霊、幼くしてよく話し、長じては敦敏、ついには天に登った。ある時、（黄帝が）天師に問うに、予が聞くところでは、上古の人は皆、百歳をこえて動作も衰えなかったというのに、今どきの人はその半分で皆、衰えてしまう、それは時が変わったからか、それとも人が何かを失ったからか？」

という設問がある。

この部分、原文の中国語で音読すると耳に心地よく、

かなり感動的である。

例によって、答えるのは岐伯《ぎはく》である。

そのポイントは、昔の人の正しい生活にくらべ、今の人は酒を飲みすぎ、房事が過多であり、節度がないからだ…と。

以下、『素問』から、強く印象に残った部分を記しておこう。

「黄帝がいう、陰陽とは天地の道であり、万物の綱紀であり、変化の父母であり、生殺の本始であり、神明の府である。病を治すには必ず本を求める」

「春の3カ月を発陳《はっちん》といい、天地（の気）は生れ、万物は栄える・・夏の3カ月を蕃秀《ばんしゅう》といい、天地の気が交わり、万物に華と実があり・・秋の3カ月を容平《ようへい》といい、天の気は急となり、地の気は明らかとなり・・冬の3カ月を閉蔵《へいぞう》といい、水と氷が地を坼き…」

「女は7歳で腎気が盛んになり…27（14歳）で天癸《てんき》（生理）が至り…37（21歳）で成長を極め…57（35歳）で顔がやつれ始め…77（49歳で）…」

「男は8歳で腎気が実となり、28（16歳）で天癸（精通）が至り…38（24歳）で筋骨がたくましくなり、58（40歳）で歯が枯れ、78（56歳）で…」

この『素問』勉強会で筆者は、陰陽や五行（ごぎょう）という中国独自の思考法、すなわち自然哲学を、しみじみと理解できたように思っており、いまも感謝している次第だ。

第4章

健脾

「脾」を育てる

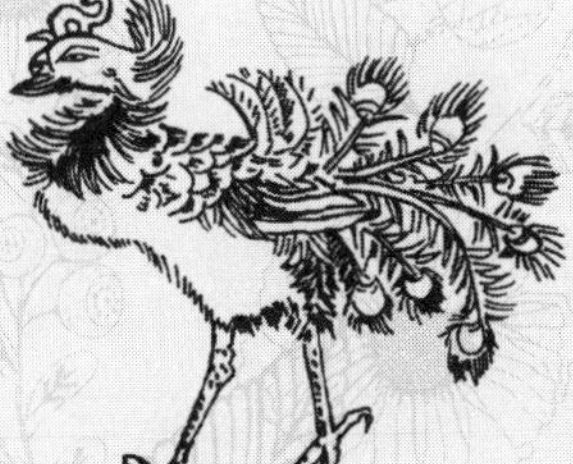

脾の神

① 脾と五行

脾《ひ》という漢字は、人体を意味する【月】（ニクヅキ）と、音を表わす【卑《ひ》】からなる形成《けいせい》文字である。中国音では脾は、pí ピーと尻あがりに発音する。

三国志の劉備《りゅうび》に、「脾《ひ》（髀）肉《にく》の嘆《たん》」という故事がある。

長らく馬にのらず、太ももに贅肉がついたことを嘆いたものだ。ひいては英雄がなすこともなく、むだに日を送るたとえになった。

太ももを意味する髀《ひ》bì と脾は、発音がちかい（同じではない）。

この脾（臟）にたいする理解は、東と西で大きく異なる。

インドの伝統医学であるアーユルヴェーダとともに東を代表する中医学では、まず脾のことを、「後天を主《つかさ》どる」という。

後天とは、先天と対応しており、生まれた後のこと、とくに食生活などで得られる「気」を意味する。

このことは、第一章の「気」チャートにある（13頁）。

「水穀の気」は、胃で受けとめられ、小腸と大腸において消化され、吸収された後、脾の作用により「血《けつ》」を媒介として全身に運ばれる。

全身のことを中医学では、四肢《しし》百骸《ひゃくがい》という。

両手と両足の４本で、四肢だ。百骸とは、体内にある全部の骨のことだ。

この四肢百骸すなわち全身に向かって、エネルギーとなる「気」と「血」を送りつづける脾は、胃の陰にかくれるようにしてあり、大きさも胃の数分の一にすぎない。

ところがこの脾の不調により、人間はいとも簡単に栄養不良になり、発育不足になることがある。

小さな脾の役割を、中医学が、胃腸とならぶ消化の器官としているのは卓見であろう。

脾（裏）と胃（表）の関係を「表裏《ひょうり》の臓腑」と表現している（40頁）。

さて、脾のことを役職風にいえば、「**中州《ちゅうしゅう》の官**」である。

この場合の州とは、国のことである。

伝説のなかの禹《う》は、天下を9つの州《くに》に分けたという。

中国語で九州といえば、国全体を指すことになる。だから中国人は、小さな島国の日本のなかの一部が九州であることを、とても不思議に思うのである。

脾が主《つかさ》どるところの中州は、さしずめ人体の中央部であろう。

そこには胃があり、それに隠れるようにして脾がある。その一帯を主管するのは、小さな脾であり、その脾と胃とが共同し、協働して消化という作業を行なうとされる。

「血《けつ》」は、中医学の概念の一つであり、現在の常識ではいささか理解しにくい一面もある。

「血」は、生命が活動するために必要な「気」を、全身の器官や組織に運ぶための物質である。それは現象的には、血液である。また、「気は血を生じる」「血は気の母である」「気が行けば、血も行く」……などの表現がある。それは興味ぶかいと同時に、理解に苦しむ点でもある。

ここでは、「血」と「気」とは、いわば表裏一体の関係にあり、相互に生じあう、としておこう。

その「血」と「気」とがバランスを保ち、全身をくまなく流れている状態が、健康である。

それがどこかで留《とど》まれば、そこに不快感ないし痛みが生じる。

「通じざれば痛む」とは、それを端的に表現したものだ。症名としては、瘀血《おけつ》であり、気鬱《きうつ》である。

それが限度をこえれば、「気が病み」「百病が生じる」ことになる。

病気という日本語はじつは、この「病んだ気」のことである。元気がそうであるように、いかにも中医学的な表現である。ちなみに、病気という中国語はない。

医術の目的は、その鬱滞《うったい》した「気」や「血」を、薬物を内服するなり、針灸やマッサージなど物理的な刺激をして、本来の状態にもどすことである。

そのためにも「血を統《す》べる」脾に、活躍してもらう必要がある。

この脾の活動が正常であれば、気血は全身を循環する。

もし脾の活動が十分でなくなれば(虚)、「血」はどこかに留まったり、ときに本来のコースを外れて、あらぬ場所にあふれ出したりする。

出血性の症状は全て脾の機能失調によるものと、中医学では考える。

脾が主《つかさ》どる「中州《ちゅうしゅう》」のことを、ときに中土《ちゅうど》と表現することがある。

土は、言うまでもなく大地であり、万物を生みだし、育てるところの「母」である。その大地の中心部こそが、中土ではないか！

この表現は中医学からする、脾に寄せる期待の大きさである。

ところで、陰陽（68頁）と同様に、中国の古代哲学の中核をなすものに五行《ごぎょう》がある。木《もく》・火《か》・土《ど》・金《ごん》・水《すい》である。

この5つの要素に、あらゆる物資の性状を分類することができると同時に、5要素の間には、次ぎなる要素へと移転していく相生《そうせい》と、相手にたいして勝利する相克《そうこく》という2つの関係があるという。

この五行という考えによれば、人間をふくむ自然界の様相は、絶対的なものではなく、相対的なものであり、無限に循環していくと

五行の相生と相克

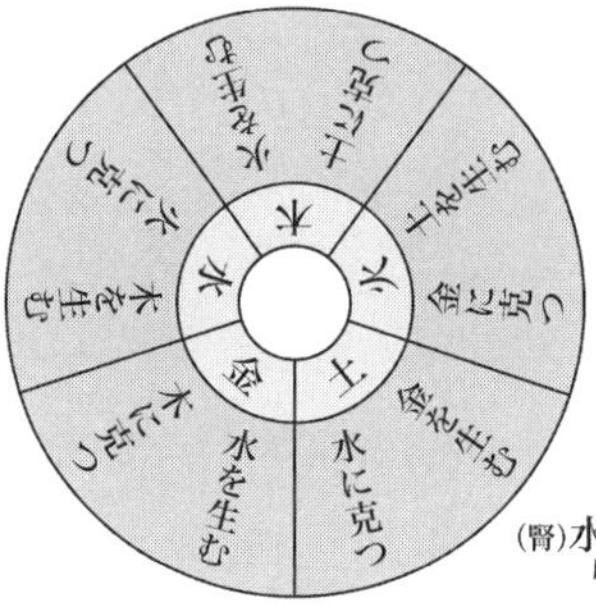

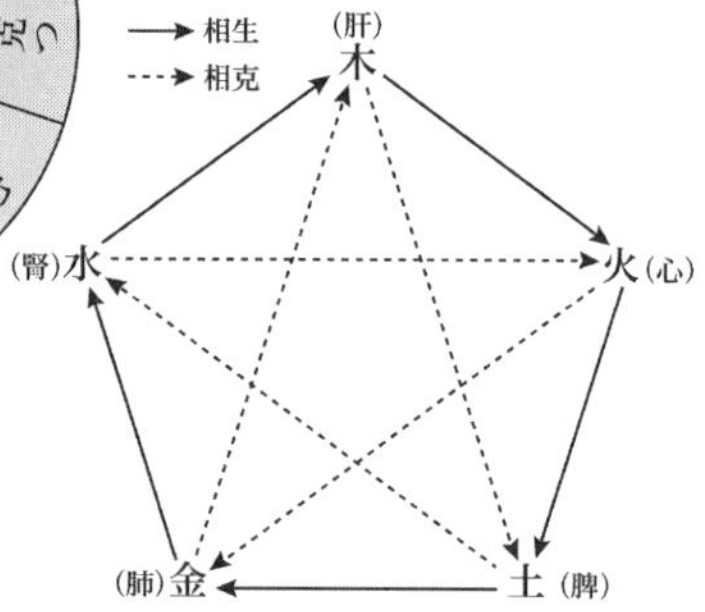

する。

この五行の理論を、五臓（肝・心・脾・肺・腎）にあてはめると、上の図のようになる。

脾は土に属する。

その脾は、方位との関係でいえば、東南西北のどれでもなく、四方の中央に位置することから、「中土を主どる」というのだ。

左上の円に、相生と相克を入れてみた。その一部を、文章にして組み立ててみよう。

水《すい》が火《か》に克《か》つ、というのは、火を消すのに水であるように、分かりやすい。

火が金《ごん》に克つ、というのは、金属が火力によって溶けるように、分かりやすい。

土《つち》が金《かね》を生むというのは、鉱物資源が土の

なかにあるように、分かりやすい。
（以下、関心のある方は、ご自身で）
相生《そうせい》を促進、相克《そうこく》を抑制、と読みかえても
いいようだ。

② 人体を防衛する要

脾が小さいことは既述した。

そのサイズは長さ10㎝、幅が7㎝、厚さ2・5㎝で、総重量はわずか100gにすぎない。

楕円形をした小さな脾臓は、胃の陰にかくれるようにしてある。

いわゆる西洋（現代）医学の立場からすれば、胃の機能は血液の貯蔵と循環、人体の防衛ということになる。

この赤い褐色をした脾臓は、リンパ組織の固まりであり、それを西洋医学では、白髄《はくずい》と赤髄《せきずい》とに分けている。

以下、やや専門的になるが、この2色をした髄質・血液・赤血球の構造や作用などについて確認してみた。

白髄は、きわめて小さな節状のリンパ組織であり、赤髄のなかに分布している。

白髄の主な機能は、骨髄のなかで生産されたリンパ球を分化させ、増殖させることだ。

リンパ球は白血球の1種であり、体内に侵入した病原菌を捕らえて、食べることを主たる任務としている。この作用を**摂食**《せっしょく》という。

赤髄には、無数の毛細血管があって、非常に血管に富んでいる。よく「血液の湖《うみ》」にたとえられるのは、この理由からだ。

その赤髄の主たる機能は、そこを通過する血液をチェックしながら、壊れた赤血球を取りのぞき、正常な赤血球だけを通過させることである。

赤血球はよく知られているように、血液のなかの有形成分のほとんどを占める。

赤血球のなかのヘモグロビン（血液素）は、肺で受けとった酸素を、全身くまなく運ぶと同時に、炭酸ガス（二酸化炭素）を回収してくることである。

人体のなかにある赤血球の数は、なんと25兆個とされるが、その全部が脾臓によってチェックされている。

すなわち赤髄によってチェックされ、その過程で除去された不正常な赤血球は、白髄のリンパ球によって破壊され、老廃物として処理される。

脾臓はよく、「血液をいっぱい吸った赤いスポンジ」にたとえられる。

その赤い色は赤血球をたくさん蓄えているからである。

その理由の一つは、大量出血など、まさかの事態に備えており、いつでも不足を補うことが可能なようにしている。

その赤血球が脾臓で作られるのは、赤ん坊

のときだけである。成人した後、赤血球は骨髄で作られるようになる。

ただ、脾臓がもつ赤血球を大量に蓄えるという機能だけは、一生のあいだ変わることはない。

ところで、人類が生きている環境は、われらの予想をはるかに越えて、外敵にあふれた危険なものである。

外界には、病原菌・ウイルス・寄生虫など、それらも生物ではあるのだが、人間にとっては好ましくない存在でいっぱいだ。

これに対抗するため、人体にも、いく重にも張りめぐらされた防衛システムがある。

まず皮膚である。

そこからは汗が出ることはあっても、微生物が侵入することはない。すばらしい防壁である。

目からでる涙には、驚くほどの洗浄力と殺菌力がある。喉の奥にあるアデノイドは、消化器系への大きな関門である。

もし、これらの防衛機能がマヒしたなら、われらは数時間のうちに細菌に浸食、侵蝕され、生命は危険にさらされるだろう。

リンパ系は、白血球をふくむリンパ（組織液）を全身に輸送するシステムであり、網の目状になっている。

人類をふくむ高等動物は、体内にある組織と組織の間が、このリンパという液体で満たされている。それは黄色がかった液体であり、人体から排出された有害物質をリンパ節まで運ぶことを主な仕事としている。

わきの下や太ももの付け根などに、リンパ節があり、防疫のにない手である白血球を生産している。

感冒をこじらせたり、傷口がひどく化膿したりして、リンパ節が腫れ、痛い思いをした人も多いのではなかろうか。

それは体内に侵入した細菌や毒素と、リンパ節（白血球）とが激しい戦いをしているという証明である。

脾臓のなかで増殖するのが、その白血球すなわち好中球《こうちゅうきゅう》やリンパ球などである。

白血球の寿命は3～5日ときわめて短く、そのわずかな時間に、精力的に抗体をつくり、異物を摂食してくれる。高圧の状態にある動脈から、リンパ液は毛細血管を通って、押し出されてくる。

1日に分泌されるリンパ液の量は約300ccであり、体内のさまざまな組織を潤し、有害物資を静脈にのせて運搬していく。

白血球はよく、戦士にたとえられる。

人体を侵略した病原菌などの外敵に対抗し、それと戦って、ついには自身の球内に摂食してしまう。

こうした戦闘により、白血球の側にも少なからぬ犠牲がでるのは当然のことである。俗にいう膿《うみ》とは、白血球や病原菌の死がいである。

ごく最近の研究では、白血球が細菌などを摂食する場合、バイオ・フォトン、ある種の微弱な光がでることが確認されている。

③ 健脾のための薬食

人体や健康についての見方が、東と西で異なる点がある。

脾に関してもそうで、西洋医学では脾を、防疫および血液の処理でとらえており、中医学のように消化と関連づけることはない。

中医学の「血《けつ》」は独特の理解であり（88頁）、そのために脾に、消化能力を期待するのである。脾と胃とは「表裏」の関係にある（40頁）。

「脾は胃のために浸液《しんえき》を行かせることを主《つかさ》どる」とは、『素問《そもん》』の一句である。

ここでいう浸液とは、「水穀の気」が臓腑の作用によって変化してできたもので、栄養に富む液体と考えられる。この句はやや難解であるが、水穀を受けとった胃は脾と協働しながら、養分のある液体を全身の臓腑や器官に送りとどける、というほどの意味であろう。

そうした関係からか、脾と胃に問題が生じる場合、同時であることが多い。

倦怠感があり、腹部に疼痛や膨満感があり、悪心《おしん》・嘔吐・食欲不振などのある、

脾胃陰虚《ひいいんきょ》は、脾と胃が栄養不足で、消化機能が低下すること、

脾胃湿熱《ひいしつねつ》は、湿や熱の邪が脾にいて、消化機能に障害がでること、になる。

こうした証名《しょうめい》は、いまの日本人はあまり慣れないが、本書を読みおえるころには、ほとんど違和感がなくなることを期待する。

だれでも予感することは、脾のための薬は、胃や腸と同様、消化をたすける効能をもつことだ。第1章「胃」の茯苓《ぶくりょう》や黄耆《おうぎ》、第3章「腸」のサンザシや朮《じゅつ》は、いずれも脾の薬草でもある。

さらに身近なものに、果物のダイダイがある。ヒマラヤが原産とされるダイダイ（橙）は、古代から日本にあったようだ。高価な薬草である人参や何首烏《かしゅう》などは、江戸時代になってからの移入だ。

日本では古来、ダイダイの皮を干したものを橙皮《とうひ》といい、筋肉のひきつけなどを治した。

中医学では、未熟のダイダイの実を干したものを枳実《きじつ》といい、成熟したダイダイの実を干したものを枳殻《きかく》という。いずれも脾のための生薬である。

人参のことを、朝鮮人参というのは日本の「特許」かも知れない、韓国では高麗人参《こうらいジンセン》がほとんどだ。中国では人参《レンシェン》とだけいう。その植物名のウコギ科オタネニンジンを、漢字で「御種人参」と書くことからも分かるように、破格の存在である。

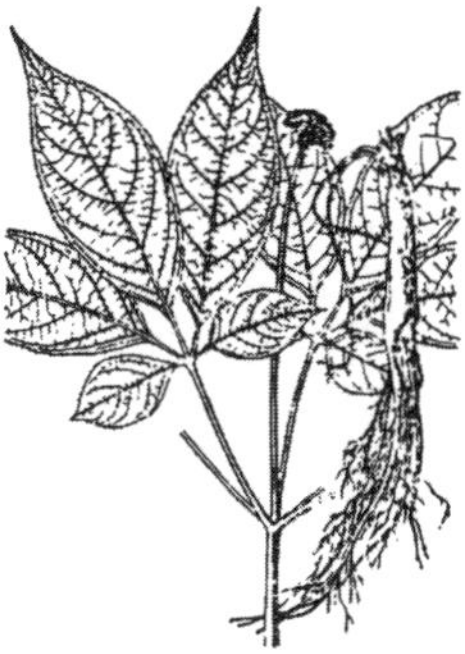

薬草の王様ニンジンは、
オタネニンジンの根

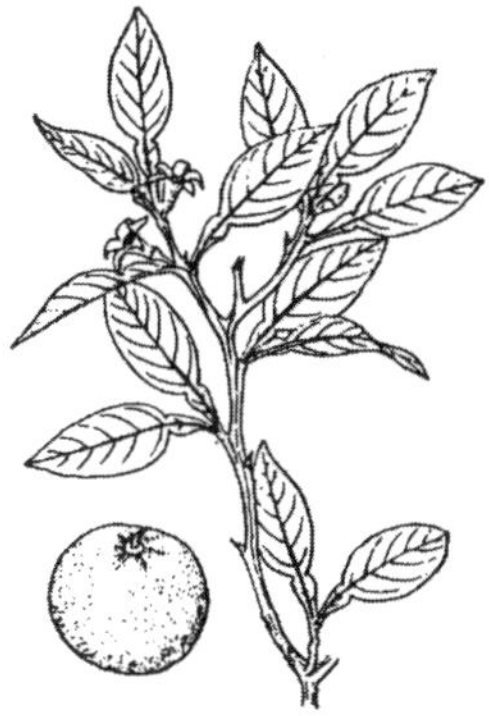

ヒマラヤ原産の
ダイダイは消化薬

「時珍いわく、人参は長年月のあいだに漸次《ぜんじ》に成長し、その根が人間の形体のようである神秘なものだから、人参、神草というのであって……色は黄、土《ど》に属し、脾と胃を補い……五臓を補い、精神を安んじ、魂魄《こんぱく》を定め、邪気を除き、目を明らかにし、心を開き、智を増し、久しく服すれば身体を軽快にし、天年を延ばす」と。

まさに薬草のスーパースターである。

その主成分がサポニン配糖体であり、体力増強や疲労回復に確実な効果があることは、科学的にも証明ずみである。

文中の「目を明らかにする」は、肝の機能が調整された結果（平肝《へいかん》）であり、後述することになる（198頁〜）。

ちなみに中国では、古来この人参を、脾や胃をはじめ五（六）臓六腑の「気」を増強する上品《じょうひん》として、珍重されてきた。

それは毒をもたず、長らく服用でき、人体の健康レベルを高める。これが上品。

中品《ちゅうひん》は毒をもつが、病気を治すうえで効果がある薬物。

毒が強く、その扱いを慎重にすべき薬物が下品《げひん》である。

これは中国最古の薬物書とされる『神農本草経《しんのうほんぞうきょう》』の分類であり、きわめて専門的なものだ。それが例によって、日本では異なった意味で用いられている。


人参には、いまも正倉院の御物《ぎょぶつ》になっている歴史や、江戸時代に大ブームになった背景、その栽培や植物学、民話や風俗との関連など、それこそ何十冊もの本ができそうな内容があるのだが、ここでは省略する。

かつての取材メモによれば、中国東北の吉林省《きつりんしょう》の山中から掘られた野参《イエーシェン》、すなわち野生の人参は、グラム単価が黄金の十倍以上だった、とある。

以下は、脾や胃を助ける製剤を紹介しておこう。

四君子湯《しくんしとう》は、脾胃の「気」を補うとされる、人参や朮など4つの薬材「四君子」などを主成分としている。

消化の機能が低下し、顔色が悪く、立ちくらみがし、倦怠感があり、食欲がないときなどに適応する。

健脾消食丸《けんぴしょうしょくがん》は、白朮《びゃくじゅつ》や枳実《きじつ》などを主成分としており、脾を健《つよ》め、「食を消す」ことが効能である。

食を消す、とは消化を促進することである。

脾を健《つよ》める、はもう説明の必要がないだろう。

中国きっての老舗・同仁堂《どうじんどう》（北京など）のものが有名であり、一丸ずつ白い蜜蝋《みつろう》で密封されている。

人参帰脾丸《にんじんきひがん》は、各地の製薬会社のものがあり、人参・白朮・茯苓《ぶくりょう》などを主成分としている。

効能は、消化不良や食欲不振など。大玉の密丸《みつがん》であり、直径が2㎝もあって仰天する日本人がいるが、小さくちぎり、丸めて服用する。

この薬名の「帰脾」は重要である。

中医学とは、伝統的な中国医薬学のことであり、その薬学だけを中薬学《ちゅうやくがく》ということがある。

中薬学には、薬物の効能をしめすものに帰経《きけい》理論がある。

どの経絡《けいらく》におもに薬効があるかを示す。

経絡は何ヵ所かで述べた（51頁、240頁、241頁）ように、「気」の流れである。

大きな流れが経《けい》であり、やや小さな流れが絡《らく》である。経は全部で12本あり、それぞれ六臓六腑のうちのどれかを代表している。

ここに紹介した3種の製剤の主成分である

人参・白朮・茯苓などは、「脾（経）に帰する」「胃（経）に帰する」薬物である。

　この帰経理論は、中医学の「気」と、中薬学の薬効とを結びつける重要な概念である。

　それは中医（薬）学の理論的統合性をみごとに保証している理論のように、筆者には思われてならない。


日常の生活にも目を向けてみよう。


「胃」や「腸」で取りあげたニラ（57頁）、サンザシ（69頁）などは、当然のこと「脾に効く」。

　さらに身近な食材をいくつか紹介したい。


　その1は、イモである。

　五穀（45頁）にはランクされないが、人類は、このイモの類にずいぶんと世話になってきた。

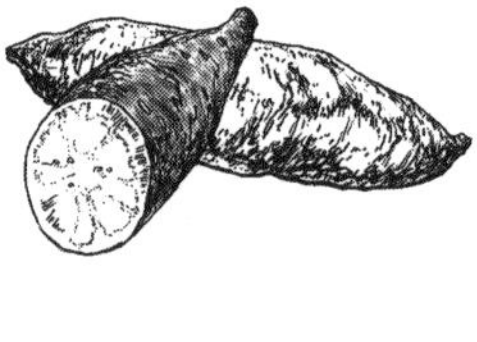

　脾を健《つよ》くしたり、「脾の気」を益《ま》すものに、サツマイモ、サトイモ、ヤマノイモ、ジャガイモなどがある。調理法についてては説明の必要もないだろう。ヤマノイモが「山薬《さんやく》」という生薬名をもつことだけを補足しておく。
　その2は、マメの類である。
　これは五穀の1つで、インゲンマメ、ソラ

マメ、エンドウマメなどは、健脾《けんぴ》という医学的効能をもつ食材である。

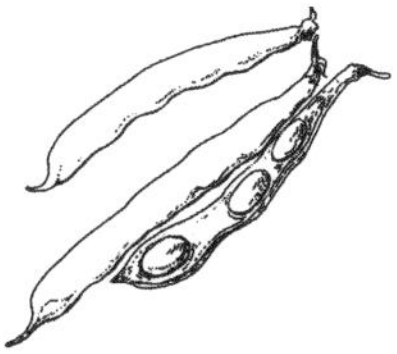

その3は、カボチャ。

江戸時代に日本に移入され、その原産がカンボジアだと誤解されて（じつは中米や中南米）その名がついたとか。いまでは一年四季、手ごろな値段のカボチャは、健脾と益気《えきき》のありがたい食材だ。

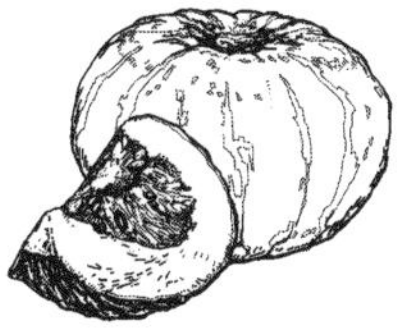

その4は、レンコン。

この蓮根という日本語は正しくない。なぜならレンコンは根ではなく、地下茎すなわち茎だからだ。レンコンの節と節のあいだには、長くはないが、黒い根がある。

ちなみに中国語では、植物としてのハスは「荷《ホー》」、君子にたとえられる花には「蓮《リエン》」、根（レンコン。実は茎）には「藕《オウ》」という漢字をあて、区別するのが一般的だ。

そんなハス談義はともかくとして、レンコンは「脾を健《つよ》くし、胃を養う」という良質な食材である。

ハスの実を蓮子《レンシ》といい、それに救世主のような効果があることは、本書の最後にゆずる。

Column

華佗が神秘のベールにつつまれる背景

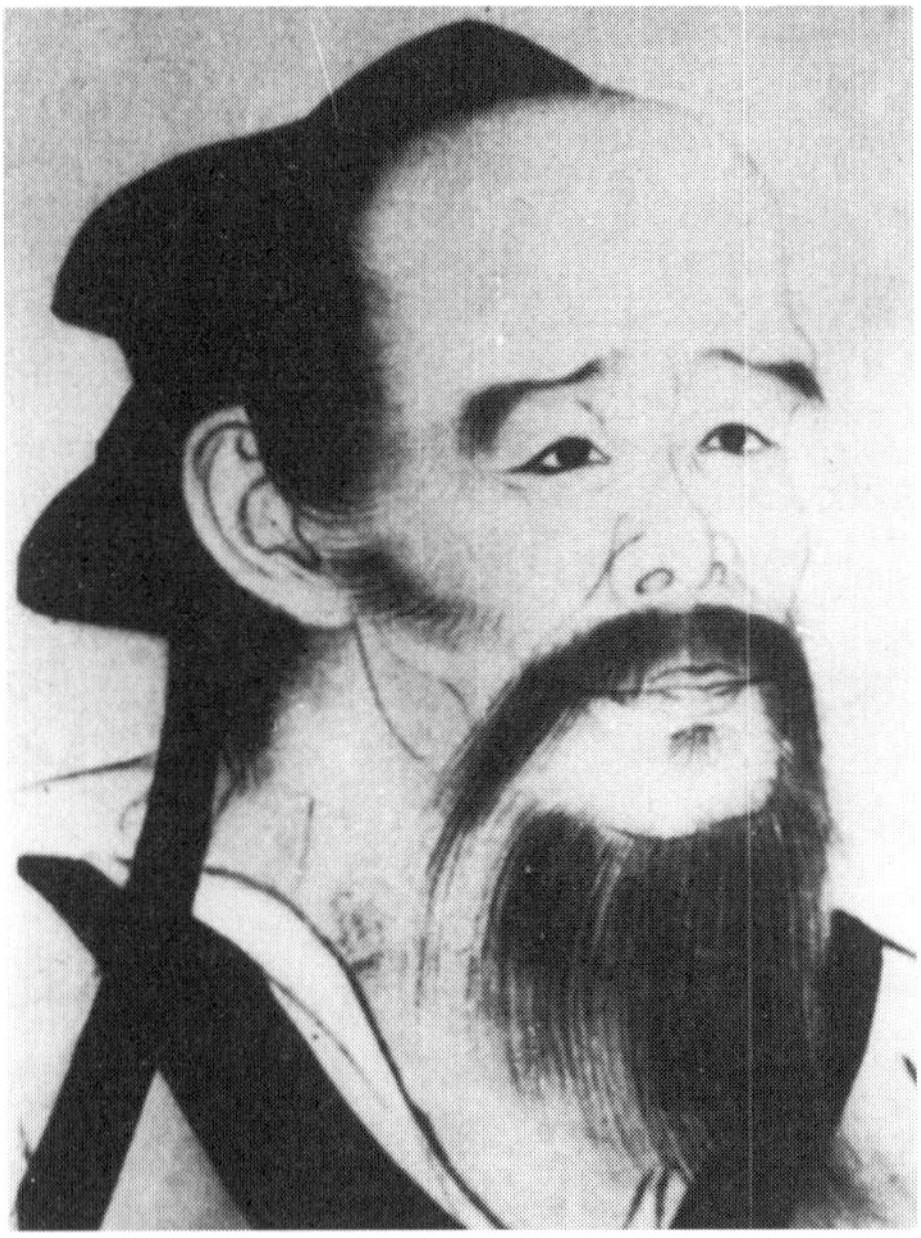

華佗像（『中国歴代名医図伝』より）

実在の人物でありながら、これほどまでに伝説の人となり、深い神秘のベールに包まれた人は、中国史上でも少ないだろう。それは神医・華佗《かだ》（?～208年没）の人生の豊かさと、彼の医術レベルの高さを物語るものである。

華佗の出生地には二説あ

る。一般的には、安徽省の亳州《はくしゅう》とされるが、河南省の永城とする説もある。これは、彼の生年が明らかでないことと合わせて、いわゆる名門の出ではないことを暗示しているだろう。

　だが華佗の生涯はそれこそ、知らぬ者がいない、ほどである。

　華佗の足跡は、安徽・江蘇・山東・河南の４省あたりを主としている。これらの地域では、彼にまつわる民間伝承にこと欠かない。

　そうした人気の秘訣は、彼の医術が高明だったことに加え、いわゆる官につかなかったことにもあることは間違いない。

　中国では、官につくことが栄達への道である。昔も今も、そうだ。隋朝から清朝までの１３００年間、科挙という官吏登用テストに合格することが、出世の近道だった。

　科挙に受かるには、『論語』や『易経《えききょう》』など、四書五経という儒教の古典を勉強しなければならない。

　華佗はそれらに通暁していたとされるが、科挙の道へは進まなかったようだ。そればかりでなく、有力者が推薦してくれた任官の道を拒否している。この姿勢は一生涯、変わることはなかった。

　さて、華佗の医術である。彼は、魏・呉・蜀が鼎立した三国時代の人である。その時代の歴史書である『三国志』「華佗伝」には、後述する「麻沸散《まふっさん》」による麻酔手術など、数々の治療のことが記されている。

　魏の曹操に召された華佗

が、彼の持病の頭痛を針で治癒したこと、処遇への不満から郷里に帰り、妻の病気を口実にして二度と戻ろうとせずに、曹操の怒り触れ、獄中死させられたことなど、いずれも「史実」である。

この史書を小説にしたのが『三国志演義』である。日本人のイメージにある「三国」は、これに負うところ大である。矢を受けた関羽を治療する華佗、その絵では、関羽が平然として碁をうつ。これは「演義」というフィクションを図像化したものだ。

華佗の医術で傑出したものは、麻沸散によって麻酔をかけ、大がかりな外科手術をしたことだろう。

この事例から、欧米の医学史家は華佗を「中国のヒポクラテス」という。

日本の花岡青洲《はなおかせいしゅう》（1836年没）は、トリカブトなど6種の薬草からなる麻沸散（別名、通仙散）を用い、妻の乳がんの手術に成功している。それをテーマとした小説『花岡青洲の妻』（有吉佐和子）がある。

また華佗は、身体の訓練を重視し、虎・鹿・熊・猿・鶴の仕草をまねた「五禽戯《ごきんぎ》」を考案した。それは肉体と精神の合一、動と静とが混然としたもので、華佗自身がよく実践し、「百歳になっても壮年の容《かんばせ》だった」とされる。

余談になるが、華佗膏《かだこう》（殺菌、かゆみ止め）は筆者の常備薬である。

第5章

安心

「心」を安らかに

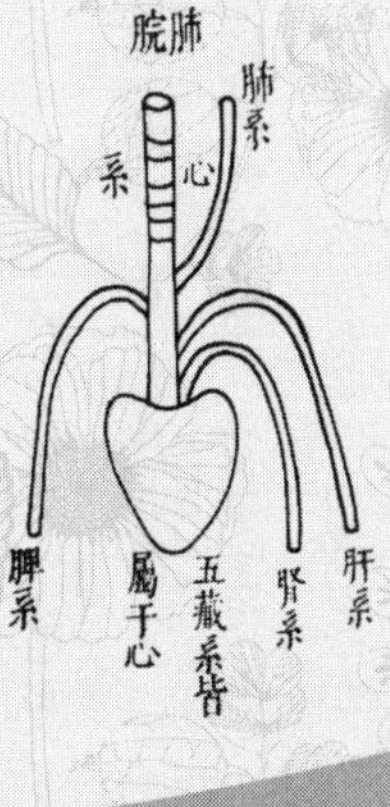

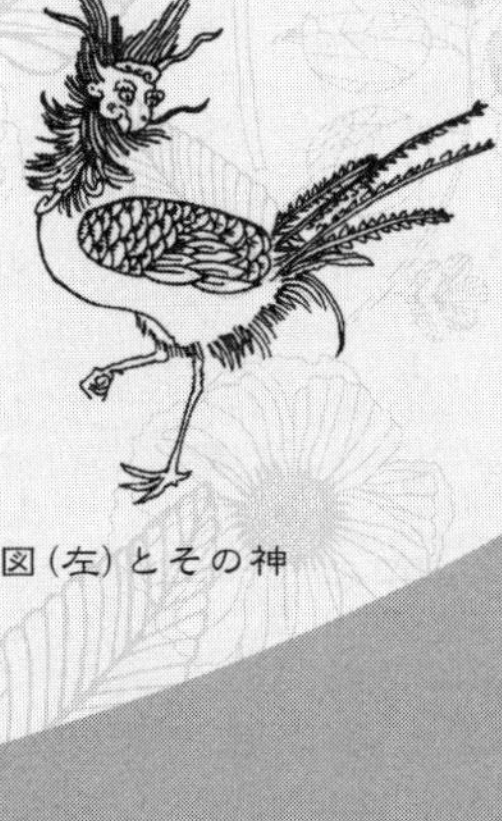

心の図（左）とその神

①心は君主の官

心という漢字は、心（臓）の形を象った象形文字である。

三千年（?）も昔の中国人は、心臓を見ながらこの心という文字を創ったことになる。中国語の発音はｘｉｎシン。

われらの肉体の活動だけでなく、精神の活動も、その根源は、心臓の鼓動にあると考えられた。かくして心は、最重要を意味することになる。

漢字は、それが創られたプロセスにより、いくつかの種類に分けられる。

心のように、その形をなぞった象形文字には、日・月・川・鳥・虫など。人間が生活する空間にあり、よく目（これも象形）にするものだ。ある意味では、一番わかりやすい。

肺や腸などは、肉体であることを示す月（ニクヅキ）と、一定の内容を意味する部分から構成された形声文字である。

脾・膀胱・腎・胆・肝・脳などはこれだ。胃は、すでにある文字（田と月、38頁参照）を組合せたもので、会意文字である。

さて、その心の官職名であるが、当然ながら「君主の官」である。

それは人体のなかにある臓腑を、国の統治と分業のシステムにたとえ、心をそのトップに置いたものだ。

「倉廩の官」胃、「伝導の官」腸など、じつに巧みな表現だ。

それらの出典は『素問《そもん》』である。

この現存する最古の医学書は、黄帝《こうてい》と岐伯《ぎはく》たちの問答形式によって書き進められる。

黄帝は言うまでもなく、中国神話の大ヒーローである。

黄は、黄河の黄であると同時に、大地の色でもある。中華の大地にある全てを象徴している。

岐伯もまた伝説上の名医であり、『素問』では、黄帝の医学コンサルタントのような役割を演じている。黄帝が12ある臓腑の役割や上下関係を問うたのに対し、岐伯はズバリ、

「心は君主の官であり、民を統治する存在であり、そのために官僚をあやつる」

と答えている。

ところで、古代中国には、地の上に人はいるが、人の上には天がある、と考えられていた。

天地人の思想である。

だとすれば、万人に君臨する皇帝ないし天子であっても、人間である以上は、どうしても天の意思に従わなければならない。

この思想は当然、医薬学の方面にも反映する。

大自然のなかで生きる人間には、守るべき

一線がある。

すなわち「陰陽に和し、四時（四季）に調じる」ことである。

自然の変化のリズムに順応し、それと調和した生活をするなかにこそ、健康と長生があると考えられたのだ。

ちなみに、インド伝統医学であるアーユルヴェーダの3大聖典のひとつ『スシュルタ』は、紀元直後にできたとされる。

そのなかに、「無病でありたいなら」「日常的に行なうべきこと」が詳細に述べられている。

それを一言にまとめれば、季節の変化におうじた生活や医療のあり方に尽きる。

アジアの歴史大国であるインドと中国は、未病《みびょう》、すなわち病気にならないための思考に関しては、驚くほど見解が一致している。

「君主の官」である心のことを、中医学のなかにもうすこし具体的に見てみよう。

「心は神を蔵する」「心は神明を出だす」などは、さしずめ注目すべき個所である。

ここでいう神や神明は宗教でいうところの神ではなく、人間の思惟や意識など精神活動のことである。

最後の章「脳」でもやや詳しく触れるが、われらの大脳が生理的に解明されはじめたのはパブロフ（20世紀）の実験と研究からのことだ。

「心は身の血脈を主どる」という『素問』のくだりは興味ぶかい。

それが心（臓）の機能を端的に表現しているからである。身とは、全身のことである。

中医学でいう「血」とは、飲食から得られた精微すなわちエッセンス（いわゆる水穀の気）が、心と脾との作用により化生したものである。

また、心の作用の一部には「赤化」がある。血脈の脈は、「血」の流れるコースのことで、心と血の状態をよく反映していると考えられる。

とくに手首では、脈のはっきりした部位で、心身の状態を知ることができる。それが脈診である。

中医学には主な診断の方法が4つある。

脈のある部分にさわる切診《せっしん》（いわゆる脈診）、医師が視覚的に観察する望診《ぼうしん》、聴覚や嗅覚による聞診《ぶんしん》、患者に質問をする問診《もんしん》である。

これをまとめて四診といい、短くつづめて望聞問切ということがある。

心包《しんぽう》はすでに、六臓六腑（36頁）で登場しており、ここでようやくの説明である。

その職名は「臣使の官」であり、別名は「心主の宮城」である。

それらの名前から明らかなように、6つある臓の1つである心包は、「君主」である心のガードマン的な存在である。

心はそれほどまでにして、防衛されるべき臓なのである。

いまの中国では、北京や西安などの古都に城壁（宮城）がある。この城壁が心包、そこ

「気」の流れと六（五）臓六腑の関係

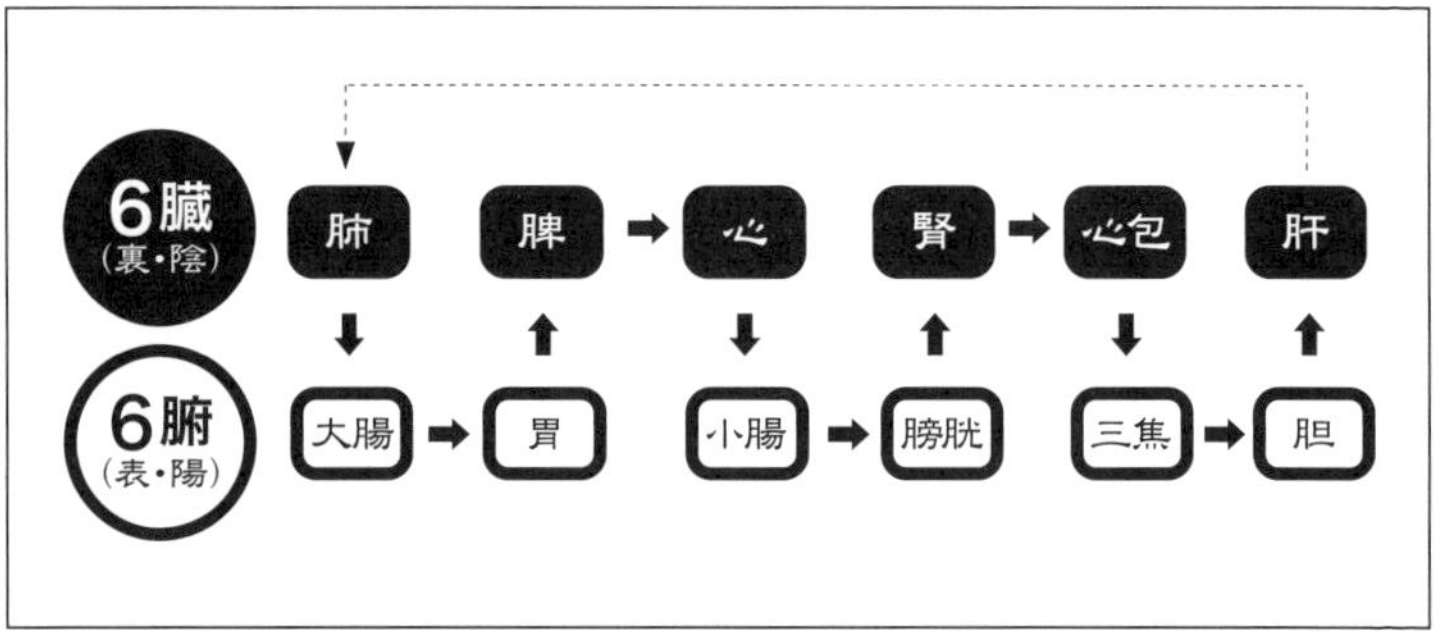

に住まうのが心（君主）と考えれば、まずまずの正解であろう。

②8の字のポンプ

われらの体内で心臓は、中国的な言い方をすれば、「労働模範」である。

文字どおり、昼も夜も、不眠不休で拍動をつづける心臓である。

ごく最近の話題である脳死は別として、心臓が停止することをもって死と断定してきた歴史がある。

心臓がリズミカルに、規則ただしく拍動するのは、右心房にある特殊な筋肉組織（ペースメーカー）の作用による。

一般的には、1分間で、成人は約70回、新生児であれば約130回の拍動（収縮）がある。

この定期的な収縮こそが、生命を保証するものであり、本人の意思とは関係なく、不随意であると長らく考えられてきた。

こうした西洋医学や生理学の「定説」に異をとなえるかのように、伝統的な武芸や健康法から、意外なデータが提供されてきた。

激しい動作をともなう空手などの武術だけでなく、静止的な集中力を求められる弓道などでも、心臓の拍動が毎分、百数十～二百回という測定値が出ているのだ。

それとは逆に、座禅やヨーガ、気功では、心拍数が毎分、50回以下になることも確認されたのだ。

動であれ、静であれ、肉体や精神のそれは、人間の意志によって左右することができる。

その際、心臓の拍動する数（心拍）がきわめて顕著に、ある特徴をもって変化する。その理由はいまだ未解明である。

その心臓の状態は、心拍と血圧により客観的に知ることが可能だ。

血圧とは、主な動脈の内部の圧力のことであり、水銀柱の高さ（mmHg）によって測定する。

それは心室が収縮するときに最高となり、弛緩するときに最低となる。この最高血圧と最低血圧を対比し、記録すれば、自分自身の健康状態を知るための基礎データとなる。

　個人差もある血圧だが、成人の前期では、１２０～80㎜Hgを正常値とする。

　この血圧は年齢とともに上下とも高くなるが、その原因は血管がしだいに老化して弾力性を失うためである。

　ちなみに筆者は週2回ほどプール通いをしているが、そのときに血圧測定をしている。最高は正常値より10ほど高くなっているが、最低は正常値あたりだ。

　恥ずかしい思いをして、顔が赤くなることがある。鉄面皮の者を除けば、だれもが経験する赤面だ。


　それは心の状態（心理）が、心臓の機能に投影したものである。同様のことは、意中の人にばったり会った場合にある。

　その逆は、危険な目に出くわした場合などで、顔色は青くなる。顔面蒼白《そうはく》だ。こうした顔に現われるような瞬間に、もし血圧測定をしたならば、瞬間的に、グラフの大きな変化があるはずだ。

　さて、心臓であるが、大きさはその人の握りこぶし大である。

　成人の平均で長さ14㎝、幅10㎝、厚さ８㎝ほどで、重さは約３００ｇ。その不休不眠のタフネスさから考えれば、むしろ小さいという印象があるだろう。

この心臓から送りだされる血液は、１分間に５ℓ、１日で９kℓとなる。これは何と、ドラム缶にして約40本という分量である。

成人の場合、血管の総延長は９万kmもあるとされ、これは地球を４分の１周できる長さである。

血流もまた、驚異的だ。

そのスピードは動脈では速く、静脈では遅い。いちばん遅いのは毛細血管で、いちばん速いのは大動脈である。

血液が流れる最高の速度は、時速にして１・８kmであり、最短距離として考えるならば、血液が全身を１周するのには30秒もあればいい、という計算が成りたつ。

こうした心臓の機能はよく、ポンプにたとえられる。

ただ、その心臓の構造はかなり複雑であり、「８の字をした立体交差点」という人もいる。

心臓があるのは左右の肺の間、やや左寄りで、大まかにいえば４つの部屋からできている。

血液を肺や全身に送りだす心室《しんしつ》、心臓にもどってくる血液を受けとめる心房《しんぼう》は、それぞれ左右にあり、計４つ。

心臓の左側にあるのが左心房で、肺から送られてきて、大量の酸素をふくむ血液を受けとめる。それを大動脈を通じて、全身へと送りだすのが左心房だ。

心臓の右側にあるのが右心房で、大静脈を

経由してきて、大量の炭酸ガスや老廃物をふくむ血液を受けとめる。それを、肺静脈を通じて、肺へと送りだすのが右心房だ。

酸素と炭酸ガスの交換が行なわれる肺については、18頁で詳しく触れた。

心臓が形成されるのは、受胎後わずか3カ月とされる。それから一生、死の瞬間まで、文字どおり生涯にわたって休みなく、リズミカルな拍動をつづける心臓は、しなやかな筋肉でできた「8の字をした複式ポンプ」である。

その心臓はまた、人体における唯一、ガンとは無縁の臓器でもある。

このあたりに、ガン解明のヒントがありそうだ。

③安心のための薬食

心を安める、安らかにする、から安心である。

そうした安心の薬と食について考えてみたい。

これまでに登場した生薬は、人参のように「五臓六腑」に効くスーパースターもあったし（97頁）、サンザシのように消化にこそ効果的な薬草もあった（76頁）。

これ以外にも、動物性や鉱物性の薬物が登場するのは最後の「脳」である。

中国が原産で、いまではアジアやヨーロッパの各地で庭木となっているコノテガシワ（ヒノキ科）がある。

一見するとヒノキに似ているが、葉がたてに出ており、手のひらを立てているようだとして、この和名がある。

樹形に特徴があり、日本では奈良時代からすでに移入されていたという。その種子が柏《はく》子仁《しにん》である。

秋、葉をたたきながら種子を落とし、水洗いしてから日干しにする。

時珍いわく、「性は凋《しぼ》みし後、久しきに耐え……気を益し、風と湿を除き、五臓を安んじ、久しく服すれば、人（の皮膚）をして潤沢ならしめ、老いず、身を軽くする」と。

これが柏子仁の薬効である。

現在では、安心や安神の薬材としてよく用いられている。

このコノテガシワは、葉もまた側柏葉《そくはくよう》という生薬であり、下痢や腸の出血を止める効用をもつ。

「血気を益《ま》し、髪を黒くし、顔色を悦沢にする」（『本草綱目』）ものに、タデ科のツルドクダミがある。

その根が肥大した部分（塊根）が、何首烏《かしゅう》という面白い生薬である。

面白いという理由は、以下に紹介する李時珍の筆になるエピソードを、どうぞ。

「姓を何（ホー）、名を首烏（ショーウー）という者がいた。唐代のことである。彼は生まれついてのインポテンツだったが、58歳の時、山のなかでツルが交わっているような植物（左下）を見つけた。その肥大した根を持ちかえり、酒で服用したところ、性的な衝動を覚えただけでなく、若いころから真っ白だった髪の毛が烏《からす》のように黒くなった。そこで初めて妻を迎え、十年たらずの間に数人の子をもうけ、百六十歳まで生きた」

と。

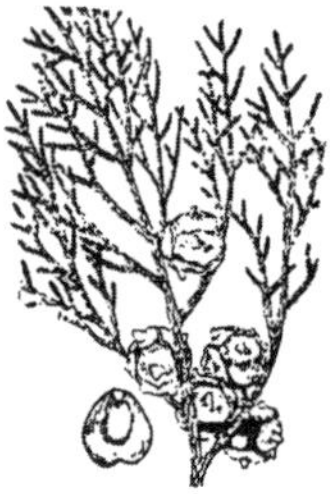

柏子仁は
コノテガシワの種

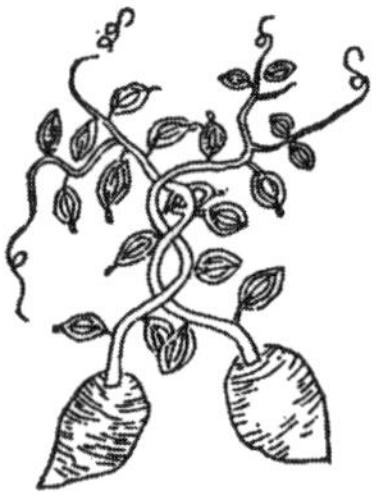

『本草綱目』の
なかの何首烏

ここには文学的な潤色もありそうだが、何首烏そのものはレッキとした補血の効能をもつ生薬である。

薬学的にはツルドクダミにさらなる「続編」があり、

その根は、何首烏で、

肝や腎を補い、血を養うし、

その茎は、夜交藤《やこうとう》で、

心を養い、神を安める、

というものだ。

化学的な分析では、茎も根も主成分はエモジンやクリソファールである。

いわゆる科学と中医学のあいだの溝は、なかなか埋まらないようだ。

ちなみに、日本にこの何首烏を移入したのは、徳川の第8代将軍・吉宗である。

享保の改革を断行し、実学の振興につとめた吉宗は、清国からツルドクダミの苗を輸入し、各地の薬草園で栽培させた。

その効果かどうかは断定できないが、8代将軍の在位は30年にも及んでおり、ダン突である。

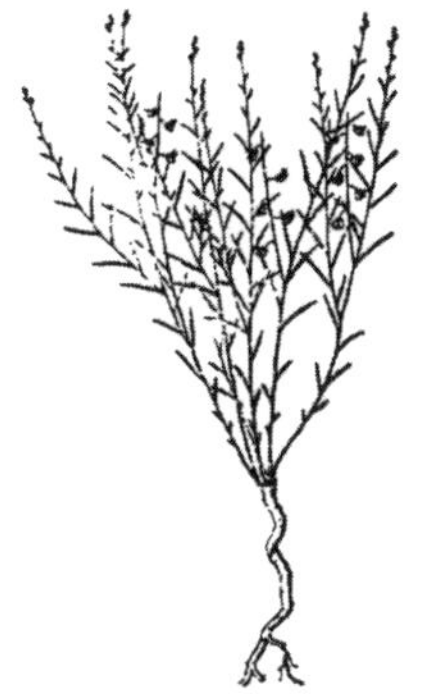

遠志は
イトヒメハギの根

日本でその後、何首烏が話題になったのは、大正の末期であり、強壮薬としてであった。

イトヒメハギ（ヒメハギ科）は中国の北部や内モンゴルに自生し、その根は遠志《おんじ》という生薬である。

その名の由来について、李時珍は「この草

（の根）を服すれば、よく智を益し、志を強くするから」としている。それで遠志だというのだ、と。遠志の薬効はまだあり、「心（気）を定め、精を益し、耳目を聡明にする」。

精とは、生命エネルギーの根本である。

その精は、益すに限り、ムダをしてはならない。また、目の機能は聡《さと》くすべきであり、耳の機能は明るくすることだ。

日本語の聡明は、賢いという意味で用いられているが、これまた古代中国の医学用語である。

耳を聡く、目を明るくした結果、耳目聡明となり、賢くなるという訳である。

さて、安心の薬剤にはどのようなものがあるだろうか？

それを理解するために、いますこし中医学のことに触れておきたい。

人体を温める機能は主として心にあると考えた中国人は、それを心火《しんか》とよんだ。

感情の高ぶりが限度をこえれば、心に影響して、心火を亢進させ、動悸・のぼせ・不眠・便秘などの症状が現われる。

この段階で適切な治療をしなければ、心火はさらに上炎《じょうえん》して、精神錯乱にいたる危険もある。

三黄瀉心湯《さんおうしゃしんとう》には、心火を瀉《そそ》ぐ薬効がある。

これは3世紀すでに完成していた処方で、

大黄《だいおう》・黄芩《おうごん》・黄連《おうれん》を薬材とすることから、その名がある。丸薬であれば三黄瀉心丸という。

かなり体力のある人に適応する。

よく見かけるものに安神補心丸《あんしんほじんがん》、冠元顆粒《かんげんかりゅう》などがある。

前者は動悸や不眠に、後者は中高年の高血圧に、それぞれ定評がある。

狭心症であれば、冠心蘇合丸《かんしんそごうがん》などの出番になるが、やはり専門家との相談が必要になる。

日常生活のなかに
「安心」を探してみよう。

羊肉（マトン、ラム）がその最たるものだ。

日本では北海道を除けば、これまでマトンはあまり食べられなかっただろう。

本来ヒツジは、南方系のブタと異なり、北方系の動物であり、ムギ地帯によく生息する。

その肉には、抗酸化・抗老化・抗ガンなどが期待されるセリンが牛肉の3倍も含まれている。

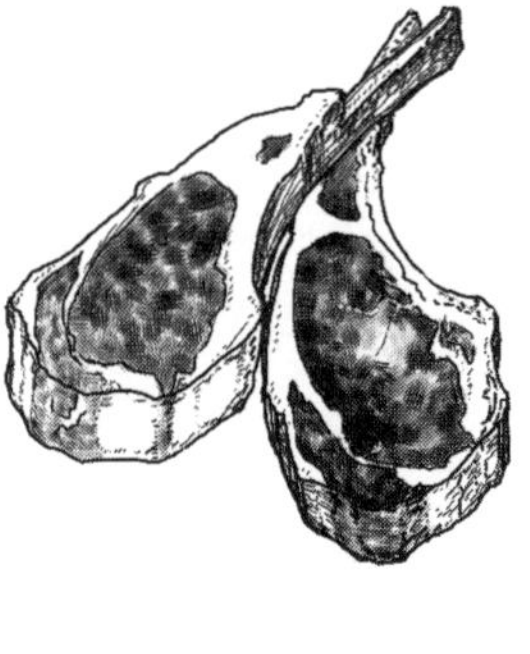

「羊肉を食べれば、身体が温まる」というのは、中国の食諺《しょくげん》である。

羊の肉は、五行でいう火のような性質をもち、「大熱」と表現されることがある（242頁と243頁の「色体表」を参照）。

かの地のシャブシャブは、牛ではなく、羊である。北京では11月末、もう冬将軍が到来し、翌年4月くらいまで厳しい冬となる。この厳しい冬を乗りこえ、身を温めるには、白《パイ》酒《チウ》と羊肉が理想的だ。ちなみに羊シャブは1皿に500g、薄くスライスされた濃いピンク色のマトンが盛られてくる。成人男子なら2〜3皿はいけるだろう。

米作を主とする地域の者が、ヒツジの味を知らないのは仕方のないことだ。ただ、新鮮な材料を、現地の調理用によって一度試したら、きっとファンになるだろう。

五穀のひとつ黍《きび》は、心を安らかにする。古代のインドや中国では主要な穀物だった。日本には、アワよりやや遅れて縄文時代に、朝鮮半島を経由して渡来したという。

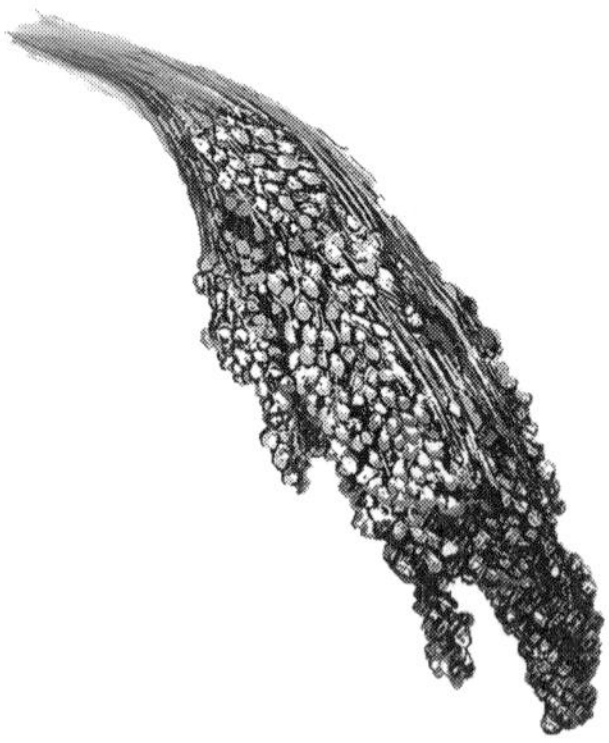

キビといえば、吉備団子であり、桃太郎とともに、日本人にはおなじみである。

果物の杏もまた、心を安らかにする。バラ科のアンズはヒマラヤ西部～フェルガナの原産とされ、英語名はアプリコット。

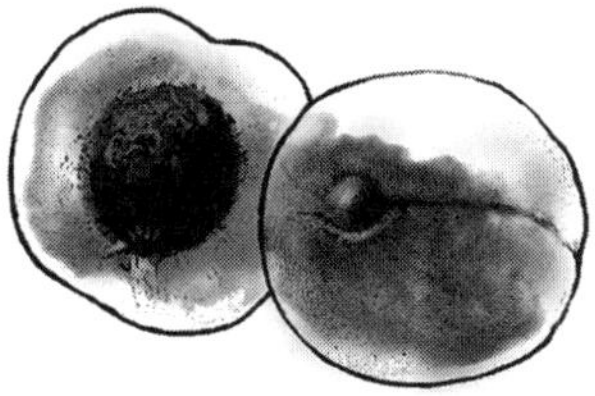

日本へは古代、中国北部で形成された東洋種が移入されたという。生食のほか、ドライやジャム、杏仁（あんにん）豆腐として親しまれている。

Column

王叔何が達成した『脈経』の水準

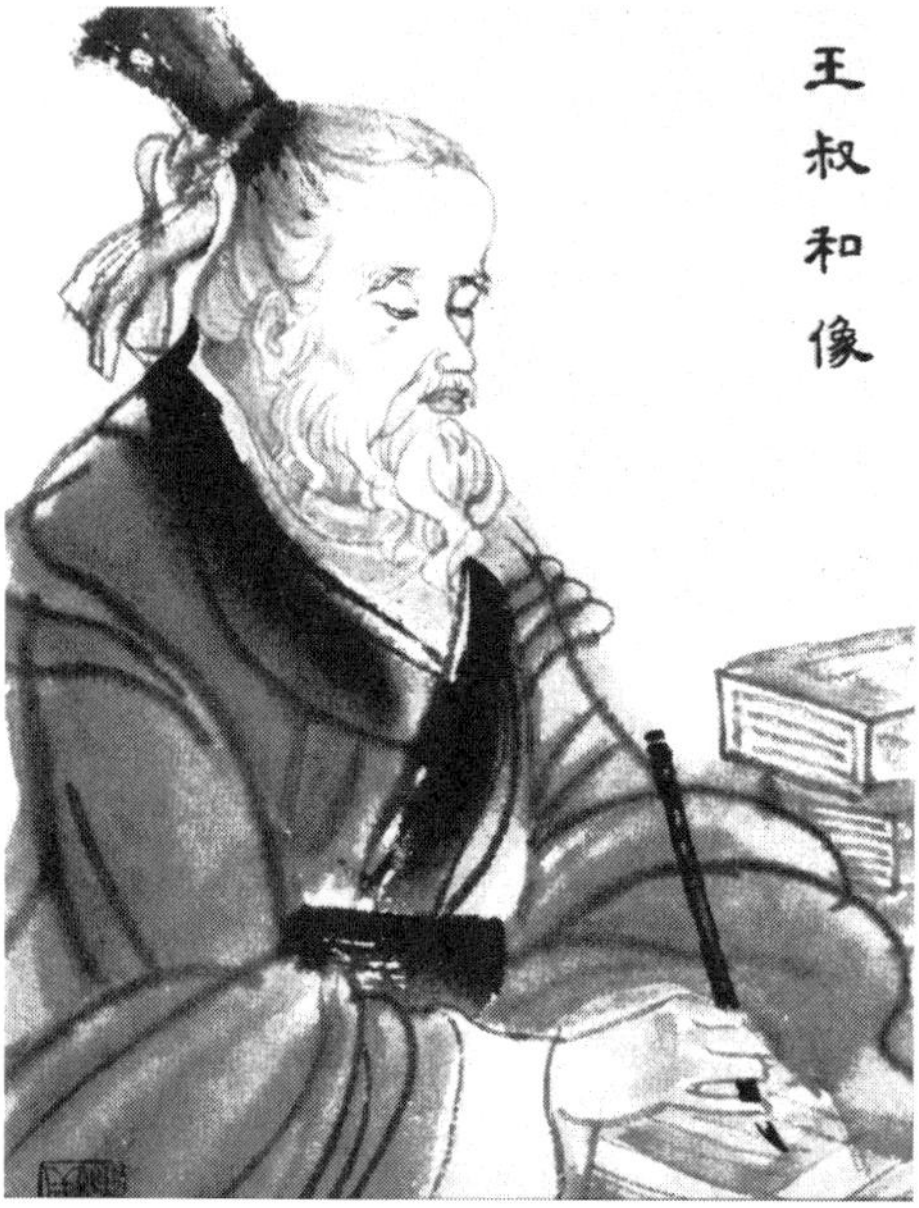

王叔何（『中国歴代名医図伝』より）

王《おう》叔《しゅく》何《か》（180?〜270）は、華佗よりすこし遅いが、ほぼ同世代の医家である。

名は熙《き》、山東省の微山の生れ。その性格は沈着で、読書と著述を好んだ。

彼の時代は、魏・呉・蜀が鼎立し、戦乱がつづいた三国時代である。

当然のことながら、疫病が流行し、どの国の民にとっても不幸な時代だった。

王叔何の生涯も、こうした世相を反映している。

冒頭から余談になるが、建

安の文学と七子に触れておきたい。

建安18年、王叔何が住んでいた荊州《けいしゅう》（現、河南省から湖北省にかけた一帯）は、曹操の軍によって征服された。王叔何や同族の王粲《おうさん》らは曹操に帰属した。

2年後、魏国の建国にともない、王叔何は太医令（医学の最高責任者）に、王粲は文官として、それぞれ曹操の側近となった。

建安（196～220）年間、自身が優れた文学者である曹操の擁護と推奨があり、文学は活況を呈していた。

それは伝統的な儒教に囚われず、自由かつ情熱的なものだった。建安七子はそれを代表しており、王粲や、孔子の子孫である孔融《こうゆう》らがいた。

閑話休題。

脈とは、心臓の拍動が伝わり、手首などで、それを感知できるもの。

その強弱や回数は、心臓の働きを正確に反映したものである。

心臓が働いているうちは「生」である。日本語で何気なく使う「脈がある」「脈が無い」とは、じつに巧みな表現である。

その脈拍は一般に、1分間で、成人は約70回、新生児は約130回、である。その回数は年齢とともに変化しているが、脈動があるうちは「華」である。

脳死のことは別にして、死ぬまで働きづめの心臓に、われらは感謝し、それを大事にする必要がある。

その脈に形状があること、

それが健康の状態と関係があることに、深く着目したのが中国人である。

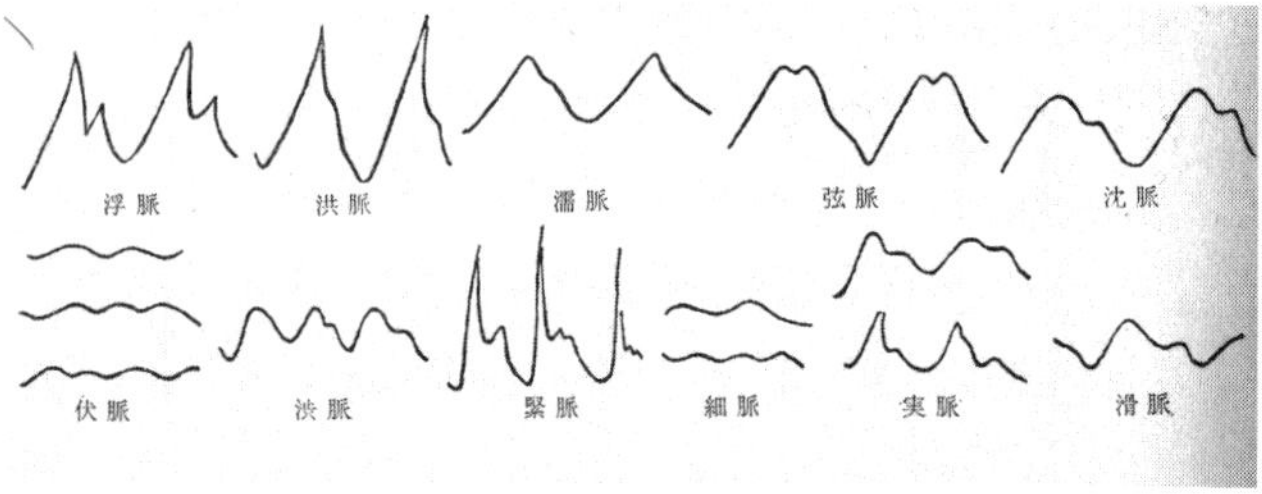

脈象（みゃくしょう）の例（『針灸学』より）

古来、病気の診断には4種類ある。

具体的には、望（視覚的に観察）聞（聴覚や嗅覚による）問（質問をする）切（脈をみる）であり、まとめて四診という。

切とは、接吻という例があるように、医師が自分の指を、患者の脈位にピッタリくっ付けること。

王叔何はといえば、戦乱の三国時代、軍勢と行動をともにすることが多かった。

しかし太医令というポストの関係で、華佗の遺作や、もう一人の医聖・張《ちょう》仲《ちゅう》景《けい》（220年没）の著作を、かなり自由に閲読できた。

彼は退官（265年）後も、読書と著述に専念し、『脈《みゃく》経《きょう》』全10巻を著わした。

この『脈経』では、脈象《みゃくしょう》を浮・洪・滑など24に分類、その臨床上の意義について詳述している。

それはもう脈数への気づきというレベルではない。脈の形象による診断と臨床応用は、王叔何により完成の域に達したのだった。

第6章

利膀胱

「膀胱」を利す

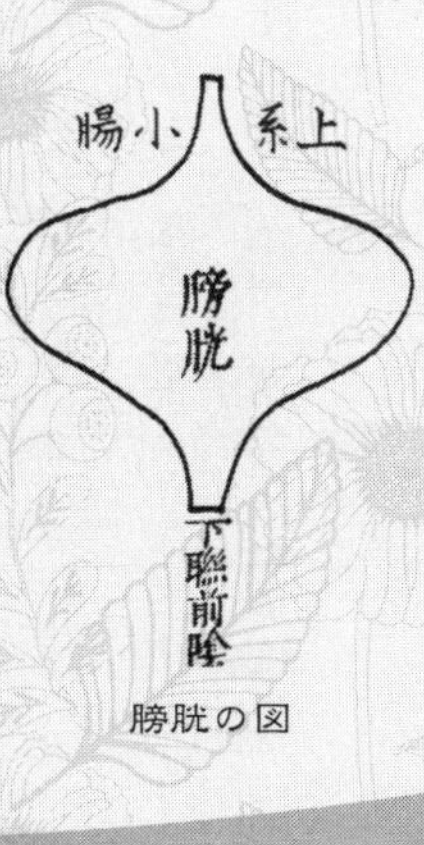

膀胱の図

① 水質を管理する

膀胱《ぼうこう》という2字は、ともにニクヅキ（身体をしめす）である。

膀の発音をしめす【旁】は、本来、膨らむことを意味する。

膀胱はいくらか専門的ないい回しであり、ずばり表現すれば「尿ぶくろ」というところだろう。

例によって官職名でいえば、膀胱は**「州都の官」**である。

どこかで見たようなという読者がいれば、それは記憶力のいい人だ。87頁には、「中州の官」としての脾があったからだ。

そこでは「州」を国、「中州」を人体の中央部、と書いておいた。

しかし、膀胱の場合の州は、どうやら中州であり、渚《なぎさ》であるようだ。

そうした文脈から考えれば、ここでいう「州都」はさしずめ、大量の水が集まる場所のことであり、膀胱はそれ、すなわち**水質を管理する役人**ということになろう。まことに適切なネーミングということになるようだ。

水とどう付きあうか、どう水を管理するかは、われら人間にとって、それこそ死活問題である。きわめて重要な問題だ。

「水を治める者が、天下を治める」という中国である。

黄河と長江（揚子江）とが、その中国を代表する２大河川である。古代では、「河江」とだけ呼んでいる。この河（黄河）と江（長江）は、筆者にとっても、大きな関心をよせるテーマである。

１９６７年、20歳の夏に、上海の上空から長江をながめ、済南（山東省）では黄河の畔に立った。黄河の源流には２００２年に、長江の源流域には２００４年に、それぞれ足跡を残したのだった。

黄河の源流では、意外や意外、緑の草原から澄みきった泉が湧きだしていた。その一帯の地名を、星宿海《せいしゅくかい》といい、まことにロマンチックで、詩情あふれるものだった。そこにテントをはり、一泊した前後のことは忘れがたい体験だった。

対照的なことに、長江の源流は氷河のなかにあり、接近することは出来なかった。われらが到達できたのは、「長江根《ちょうこうこん》」まで。そこは通天河《つうてんが》の最上流にあたり、ランドクルーザーをもってしても渡渉は不可能だった。そこは一点の緑もない、ガレ場。そこでの一泊もまた、生涯の想い出である。

河江の源流はともに、海抜が超４０００ｍである。

全長はといえば、黄河が約５０００㎞、長

江が約6500kmである。ちなみに日本列島は、北海道の稚内ら鹿児島まで、2000kmはない。

中国ナンバーワンの大長江、そこに世界最大のダムを設けるというのは「永年の夢」だった。1993年から着工された三峡ダムは、2003年に竣工した。歴史的な文化財の水没や、多数の人の移住など問題が指摘されたが、現在、そこでは中国の消費電力の10％が発電されている。孫文（1925年没）が構想（ないし夢想）し、毛沢東（1976年没）の時代でも無理だった「100年の夢」が、21世紀の初頭にかなったのである。

黄河のほうが、河川の利用については先行してきた歴史がある。河南省という名前は、黄河の南に位置するからである。

その河南の省都・鄭州《ていしゅう》に、黄河の揚水ステーションが設けられたのは1950年代のこと。中国史上で26回も大氾濫をした黄河を、治めるには、河底に沈んでする土砂を取り除くしかないのだ。浚渫《しゅんせつ》である。

現在も黄河の浚渫をつづけるステーションで、1年間に除去した土砂を高さ1m、横幅1mにして換算すると、地球を27周するという！

人体も、同じである。

生命活動をつづけることにより、炭酸ガスや汗、大小便などの排泄物がたえず出てくる。

それを管理し、適切に処理、排泄しなけれ

ば、たちどころに身体はむくみ、毒は吹き出ものとなり、病気が百出するだろう。

とりわけ水質の管理は重要である。

中医学では、膀胱と腎（次章）が共同して水質を管理する、と考える。その作業に問題があれば、尿は出なくなり、全身がむくんでしまうのだ。

伝説によれば、黄河の治水に、数十年にわたって尽力した禹《う》は、舜《しゅん》から王位をゆずられて、夏王朝を創始したという。この故事はいまの中国では伝説ではなく、史実であり、紀元前2070年のこととされる。

「州都の官」たる膀胱が、人体の健康にとりいかに大切な役割を演じているかは、想像がつくというものだ。

臓腑の表裏についてはすでに40頁で触れたようである。

それによれば、膀胱は腎と表裏の関係にある、とする中医学である。

腑の膀胱が表であり、臓の腎が裏である。

排尿は定期的であること、一定の量があることが望ましい。これは誰しもが、日常的に実感することである。

「膀胱が利《とお》らなければ癃《ろう》となり、約らなければ遺尿となる」とは、『素問』の指摘である。

いまでいう尿閉を、約2000年前の中医学では、癃と表現している。

遺尿はその逆で、本人の意思とは無関係に、尿が勝手に出てしまうこと。膀胱の作用を、『素問』が「約《しば》る」と表現しているのは、本章の2項（132頁）あたりとも関係しており、興味ぶかい。

膀胱は筋肉製のタンクであり、絵にかいたように「尿を約っている」のである。

この膀胱や腎に、もし熱があれば、尿は出にくくなり、下腹部には重苦しい感じがある。

そんな場合、中医学の診断のひとつである舌診をすれば、舌は赤く、そのうえに黄色く乾いた苔《こけ》が観察されるだろう。

そうした証（症）状をもたらす熱は、清めなければならない。

その具体的な方法は3項「薬食」にゆずる。

膀胱とは直接に関係しないのだが、三焦《さんしょう》について触れておこう。

40、110頁に「六（五）臓六腑」の表や図があり、そこに三焦がある。

6つある腑の1つで、胸から下腹までの広い部位をさし、「名前はあるが、形態はない」とされる三焦だ。

この三焦は、役職名を**「決瀆《けっとく》の官」**という。決は、決定すること、瀆は水路のことである。

このように膀胱とどこか似ている三焦であるが、中医学の古典のなかでも両者の関係や、その差異については、必ずしも明らかにされていない。三焦の実態については、昨今の医学界でも議論中であることだけを付記しておこう。

ついでに糖尿病について。

糖尿病のことを中医学では、消渇《しょうかつ》という。消えるよう、渇えるよう、とは見事な表現である。

なぜなら糖尿病では、食べたものがドンドン消化した感じがして、食べても食べても満足できないからだ。

多食は「胃」と、多尿は「腎」と、それぞれ理解するのが中医学の立場だ。

インド伝統医学のアーユルヴェーダでは、糖尿病のことを、マドウメーハとよび、別名は「マハラジャの病」だ。

マハラジャはよくインド料理店の名前にもなっているが、王侯貴族のことである。

また、マドウは蜂蜜、メーハは尿を、それぞれ意味する。

いわゆる現代（西洋）医学では、糖尿病はインシュリン不足からくる代謝異常であるとして、インシュリンを投与する。ただ、その治療効果が必ずしも十分でないこともまた、よく知られた事実である。

「多くの地区では、植物や動物からの抽出物を用いて、あるいは気功によって、糖尿病を治療している。必要におうじて、それらの治療法について計画的な研究を行なうべきである」と提言しているのは、ＷＨＯ（世界保健機関）である。それは国連のなかの１つの機関であり、提言は１９７９年のことだった。

②タフな筋肉タンク

尿は、まさに健康を知るうえでのバロメータである。

なぜなら、生命の活動によって生じる有害な物質や不要となった老廃物などは、排尿という方法によって体外に出され、体内の塩と酸のバランスを保っているからである。

塩と酸が出たところで、pH《ペーハー》のことを復習しておきたい。

それについては、第2章ですでに触れた。

ペーハーと読むのは、それがドイツ語だからであり、水素イオンの濃度をしめす指標である。

液体の酸性ないしアルカリ性は、ペーハーの数値による。

すなわち7未満は酸性であり、8以上はアルカリ性、その中間にある7は中性だ。

胃腺から分泌されるのは、消化酵素のほかに塩酸と粘液である。

塩酸のpHは1～3であり、劇薬であって、金属をも溶かす。

そんな劇薬がまず胃から出るのは、飲食物のなかに紛れこんでくる細菌などを殺すためである（47頁）。

水素のことを、もうすこしだけ確認しておきたい。

水素は、無色・無臭・無味であり、最も軽い気体の元素である。

その記号はH、元素番号は1。青白い炎をだして燃え、この時、酸素（記号はO、元素番号は8）と化合して、水（H_2O）となる。このH_2O（すなわち水）を、もとのH（水素）とO（酸素）にもどす技術が、もっと進歩し、簡単なものになれば、人類が直面するエネルギー問題など、雲散霧消するだろう。

本題に入ろう。

膀胱は、筋肉でできている嚢である。

その嚢の出口を、括約筋がシッカリと押さえている。その形はちょうど、ゴム風船をふくらませて、輪ゴムで口の部分をしばったようなものだ。

その膀胱の容量は0・6ℓしかないのに、1日にでる尿の量はその2倍以上である。従って、尿はどうしても時に排出しなければならない。

おシッコしたいという尿意は、膀胱内の圧力から来るものである。

筋肉タンクの膀胱は、きわめて弾力性に富んでいるが、たまる尿が0・3ℓをすこし越えたあたりから、脳に、尿意が伝わる。

この時点では、膀胱の内圧は１５０ｍｍＨｇ前後である。

ある種、軽い不快感をともなう尿意であるが、その発生と伝達のメカニズムに対しては、まだまだ未解明の部分もあるという。人体には、神秘が多い。

膀胱のなかの尿の量が多くなり、内圧が高まるにつれて、尿意はいよいよ逼迫したものとなる。そして、そのガマンには限界がある。

辛抱したことへの「ごほうび」だろうか、排尿には、ある種の快感がともなうものだ。公衆トイレなどで、隣人からホーっというため息などが聞こえてきたりする。膀胱はあるいは、いたずら者なのかも……。

このように膀胱は、とてもデリケートなセンサー付きの器官である反面、きわめてタフな一面があることも事実である。

さて、大腸からの排便がそうであるように、膀胱からの排尿は、ともに消化システムの終了を意味している。

ここでは、われら人体に出入りし、流通する量的なデータを確認しておきたい。

口を通じて体外から、また消化器の分泌により、消化システムに流入する固形物と流動物の総量は、１日にすくなくとも10ℓはある。

これに対する１日のアウトプットは、汗が約１ℓ、大便は０・２ℓ、尿は１・５ℓである。

計算が合わない？

その通りなのだが、差額の7ℓ強（おもに水分）は、大腸や小腸、それに腎臓によって吸収され、回収されてしまうのである。

人体は、リサイクルのお手本といっても過言ではない。リサイクル問題が花盛りだが、荒唐無稽な奇想や珍想ではなく、人体のメカニズムを参考にしたアイディアでありたいものだ。

最近のスポーツ界では、とくに米国では、ドーピングが必須となったようだ。有名なオリンピックの金メダリストが、じつは禁じられた薬を服用しており、メダル返上という事態があるからだ。アメリカン・ドリームの1つ、プロ野球でも、すくなからぬ著名な選手たちが「灰色」らしい。彼女や彼らがいちばん恐れるのは、尿検査である。

わずかな尿ないし便があれば、その人の体内の状態や、そこに残留している異物を検知することが可能になったのだ。

女性の妊娠なども、街中の薬局で売られている尿検紙で、いとも簡単に分かってしまう時代となった。

現代の医学の現場では、X線検査や心電図とならんで、尿検査はすでに常識である。

その尿検査のルーツは、じつは古来の伝統医学にある。

中世のヨーロッパでも、尿は医学的な見地

から、いちおう観察はされていた。

だが、尿と健康ないし病気の関係を、きわめて的確に察知し、それを尿診という診断の1つとして確立していたのは、古代のインドであり、チベットである。

その独自の医学体系は、千数百年をへて今日に伝わっている。そこには一部、「神秘」の要素があることも事実だ。

例えば、確かに尿の色は、
緑→青→紫→赤→黄色
と、鮮やかに変色する。

それは尿のなかのビリルビンが酸化する過程であり、いわゆるグメリン反応である。

古代の人類が、そこにある種の神秘を見出したとしても、道理というものだろう。

ビリルビンの構造やその分子式がドイツ人のE・フィッシャーによって明らかにされたのは、20世紀になってからのことである。

ちなみにフィッシャーはノーベル化学賞に輝いた有名人である（172頁参照）。

さて、尿であるが、それは次章で詳しくのべるように、腎臓で作られる。

その尿が長さ30㎝ほどの尿管を下り、膀胱に蓄えられるのである。

③ 膀胱を利す薬食

「州都の官」である膀胱は、すでに1項で詳述したように、生命の活動によって生じる大量の水を、適切に管理し、タイムリーに排出するという機能をもつ。

この作用こそが、水を利す、である。

利水という日本語のほうが親しみがあるだろうが、ここではあえて、利すという表現にしたい。

外邪《がいじゃ》（外部から侵入した邪悪なもの）により、また内傷《ないしょう》（体内に発生した臓器や機能の障害）によって、熱がでたとしよう。

これも一種の反応である。

風邪を例にとれば、すぐに想像できることだ。

その熱を下げるには、やはり水である。

エアコンも、車のラジエータも、水を利用した仕組みである。最近ではパソコンにも、「水冷式」があるという。体内では、水（尿）を管理するのは膀胱である。

薬草で、熱を清めるものを探してみよう。

1つだけと言われれば、ユリ科のハナスゲである。

中国の北部や西北に自生しており、日本に移入されたのは江戸時代の中期とされる。

その根茎を干したものが知母《ちも》である。その

薬効は、清熱《せいねつ》、利尿、鎮静などだ。

ハナスゲの花は、淡い紫色で、とても美しい。その花姿からは想像しにくいのだが、薬材となった知母には密毛があり、毛知母とよばれることもある。

「時珍いわく……（知母は）腎経《じんけい》への主たる薬であり……消渇（糖尿病のこと）を除き、膀胱や腎経の熱を瀉ぐ……諸もろの熱労《ねつろう》の疾患……口の乾くものを治すには、これ（知母）を加えて用いる」

と力説するのは『本草綱目』である。

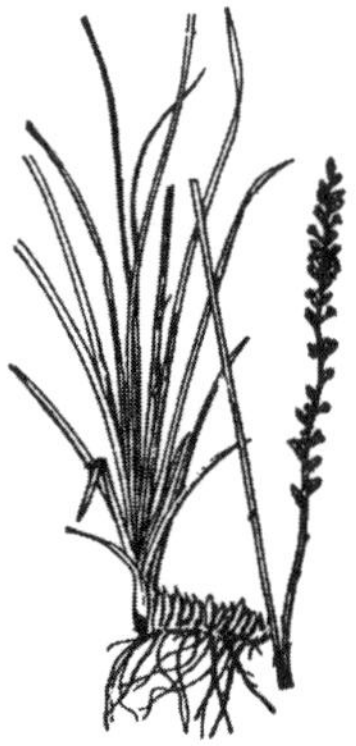

知母は
ハナスゲの根茎

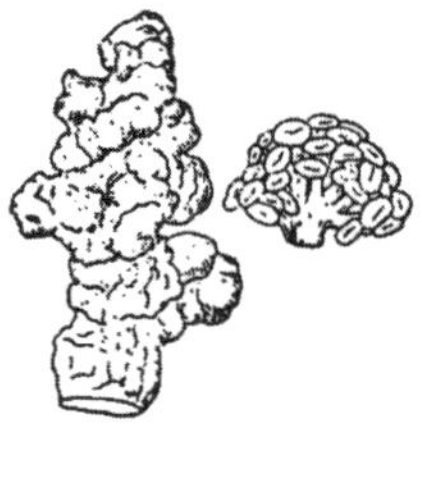

猪苓は
チョレイマイタケ

もう1つはサルノコシカケ科のチョレイマイタケである。

深山のなかのブナやカエデの枯れた根に寄生するキノコだ。

その乾燥品が生薬の猪苓《ちょれい》である。

一般に、日本産のものは軽質であり、中国産のものは硬質であるとされる。

第2章「胃」で紹介した「利水」薬の茯苓《ぶくりょう》もまた、サルノコシカケ科のキノコだった（52頁）。


もっと身近なものに、アケビがある。

春先には、若い葉や枝を「木の芽」として賞味し、夏には、あの実をいただく。

紫色の皮は油いためにし、半透明の果肉はほの甘い。つる性の茎はアケビ細工となる。

その茎を輪切りにし、日干しにしたものが、れっきとした生薬で、木通《もくつう》という。


水を利し、尿を利すという薬効があり、古来、膀胱炎や尿道炎、腎臓病からくるむくみの治療に用いられてきた。


中国の生薬に、関木通《かんもくつう》がある。

それはウマノスズクサ科のキダケウマノスズクサである。

やはり「利水・利尿」の薬としてよく用いられていることが分かった。というのは、北京の街角で、こんな体験をしたからである。

「あの、膀胱炎の、いい薬ありませんか？西薬ではなく、中薬で」と聞いてみた。

中国語で、西薬は西洋（医）薬であり、中薬は中医学の薬のことだ。

店員さんは若い女性だったが、ガラスケースの中から、「分清止淋丸《フェンチンチーリンワン》」という小箱を取りだしてくれた。後学のためにと思い、それを買い、効能書きを読む。

主成分は、猪苓や関木通、車前草《しゃぜんそう》（オオバコ）など6種類。

効能は、火を瀉ぎ、淋を通す。

主治は、膀胱の湿熱が引きおこした尿路の刺痛、頻尿、尿意切迫など……

とあるではないか！

これ以外にも、膀胱や腎臓の病気によく用いられるものとして「知柏地黄丸《ちはくじおうがん》」、糖尿病にと勧められたものに「消渇丸《しょうかつがん》」などがあった。

例によって、日常の生活のなかに「膀胱を利《とお》す」ものを探してみよう。

まず、セロリ。

地中海あたりの原産で、古代ローマではすでに薬草として、また野菜としてよく用いられていたという。

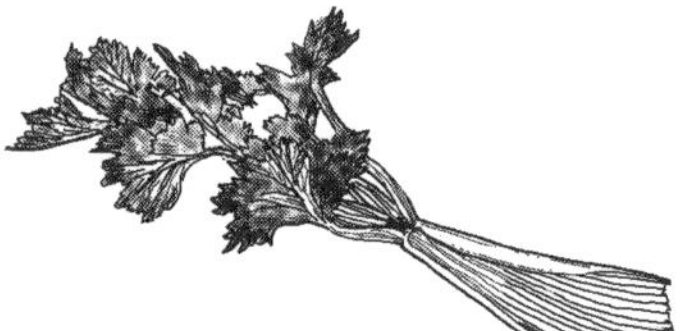

その後、シルクロードを経由して中国へ。

日本へは、秀吉の朝鮮出兵の折りに、持ち帰られたという説がある。

セロリには独特の香気があり、また繊維質を多くふくむ。民間では、膀胱炎や排尿痛に、すりつぶした汁を飲む。

豆乳《とうにゅう》が最近、飲料として、また鍋物などによく登場する。

筆者の家族は1981年から2年間、天津に滞在したことがあり、豆乳の味はそのときに覚えた。

「畑の牛肉」とされる大豆、その煮汁である豆乳には、中医学的にいえば、虚を補い、肺を清め、血を養うなどの効用があるとされる。

膀胱炎には、六一散《ろくいちがん》を豆乳で服用すると効果があるとされる。

膀胱を利す食材のひとつに栗がある。桃栗3年、柿8年、というように、それらは身近な果物であり、木の実である。

民話「サルカニ合戦」にも登場するクリであるが、一般のナッツと異なり、脂質が少ない。ミネラルは当然のこと豊富である。このあたりに、好食される要因がありそうだ。

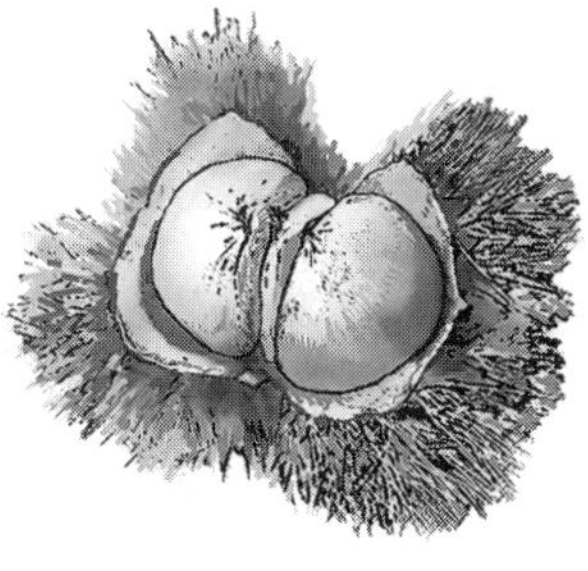

Column

李時珍を「医聖」とよびたい理由

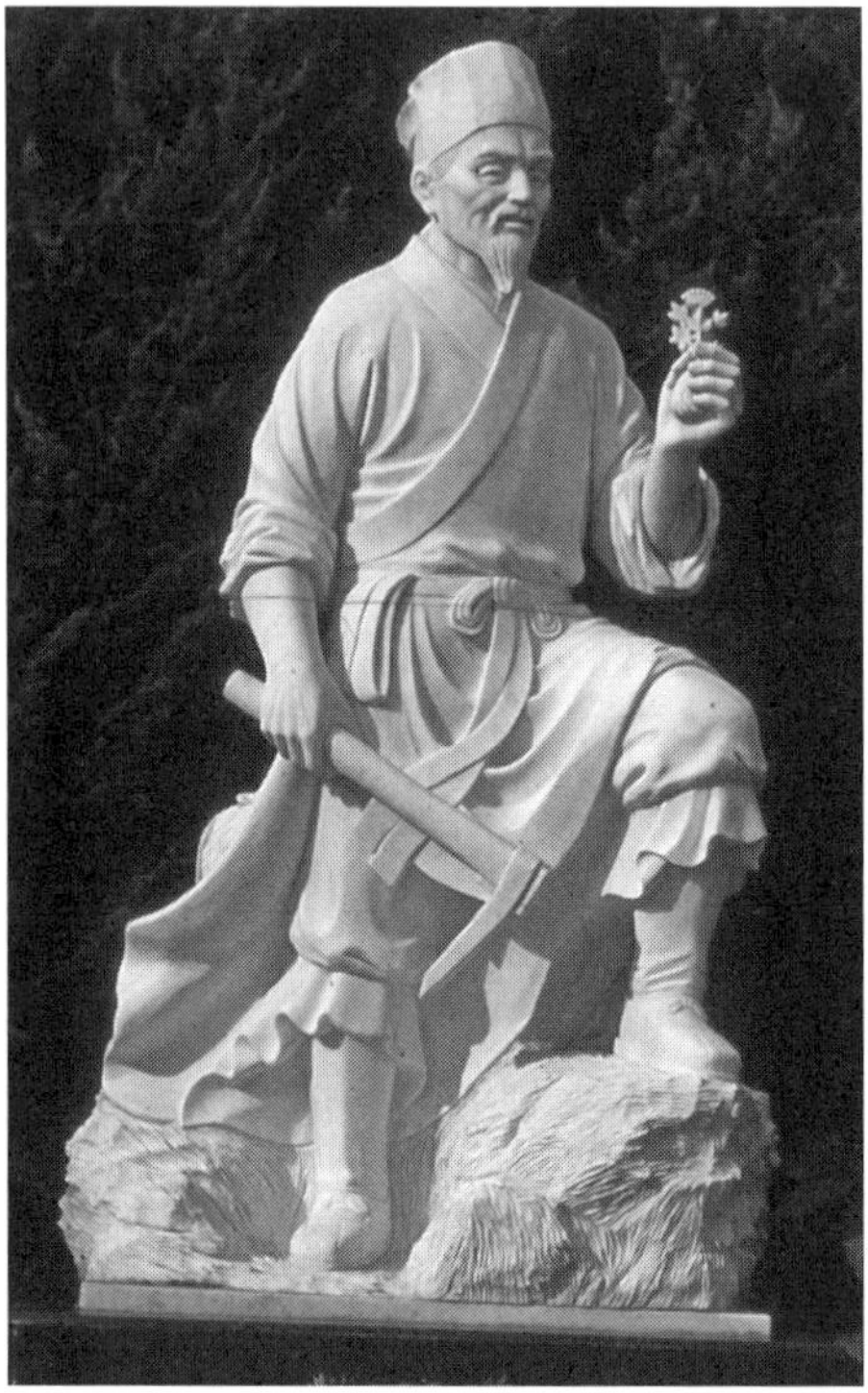

李時珍の像

不世出の本草学者・李時《りじ》珍《ちん》のことは、本書で何度も触れたが、それでは不十分である。

まず第一に、彼に「冠」する形容詞である。

一般的には「聖」とか「仙」とかは、特定の唯一の者に冠するものだ。

詩聖といえば、杜甫である。詩仙といえば、李白である。

ところが、である。

悠久の歴史をもつ中国の医学史では、偉人が多い。華佗（第102頁）や王叔何（第121頁）の図版を引用した『中国歴代名医図伝』（陳雪楼、江蘇科学技術出版社、1987）に収録されている「名医」だけで、計130人である。時代的には、神話から20世紀初頭まで。

一般的には、「医聖」張仲《ちょうちゅう》景《けい》（220年没）、「薬王」孫《そん》思《し》邈《ばく》（682年没）という評価、呼称が定着しているだろう。

だが筆者は敢えて、16世紀、明代の李時珍（1518～1593。字は東完璧、晩年の号は瀕湖山人）に、どうしても「医聖」と冠したと思う。その理由が、二つある。

もう20年も前のことになるが、1993年3月10日、筆者は、李時珍の郷里である蘄春《きしゅん》（湖北省）にいた。そこで開かれた「李時珍逝去400周年記念行事」に、光栄にも招かれて、出席したのだった。中国医薬の翻訳や著述を、日本でやってきたことが、評価されたようだ。

この蘄春は、初めて訪れる場所だった。

そこは湖北の省都・武漢の東へ約100キロにあり、北京からは南へ約1000キロにある。

日本でもそうだが、初めての場所まで行くには、ある種の緊張感がある。それがまた、楽しみでもある。言葉には不自由しないが、広い中国ではシステムや習慣の違いは大きい。その学習も筆者にとっては、得がたいことではある。

メイン会場の李時珍グラウンドのスタンドは5万人を収容する。

すでに満席である。なかなか開幕の宣言がない。

参加者たちの視線が集まる青空に飛来したのは、３機の軍用飛行機、そこから落下物がある。

やがて開いたのはパラグライダーで、ふわりふわりと空中を漂い、グラウンド中央に着地したのは、李時珍に扮した解放軍の兵士だった！

その後、数々のマスゲームが繰り広げられ、最前列で、それらを飽きることなく楽しませてもらった。

この開幕イベントと並行して、李時珍医薬祭（第1回）や国際医薬学術シンが開かれた、きわめて興味深く、価値ある内容だったが、ここでの報告は省くことになる。

この記念行事の会場で、一人の日本人と知り合った。

岐阜医科薬科大学の水野瑞夫学長（当時）である。この名前は、東洋医学に関心をもつ者として、記憶にはあった。

ご本人に、中国でお目にかかれるとは、まさに奇遇であり、光栄だった。

李時珍逝去４００周年の記念行事に参加した日本人は、思うに、この二人だけだったろう。少なくとも、学術会場では、そうだった。

以上は、ご覧のように、筆者個人の体験のなかの感動であり、第一の理由である。

李時珍に「医聖」と冠したい第二の理由は、彼の畢《ひっ》生《せい》の著述『本草綱目』である。すでに随所で触れたが、詳細は第162頁に。

ちなみに、『神医・李時珍』（湖北少年児童出版社、１９９３年）という興味深い本があり、いつか訳してみたいと思っている。

第7章 補腎

「腎」を養う

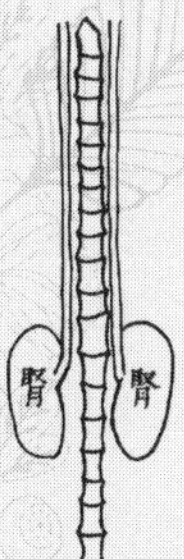

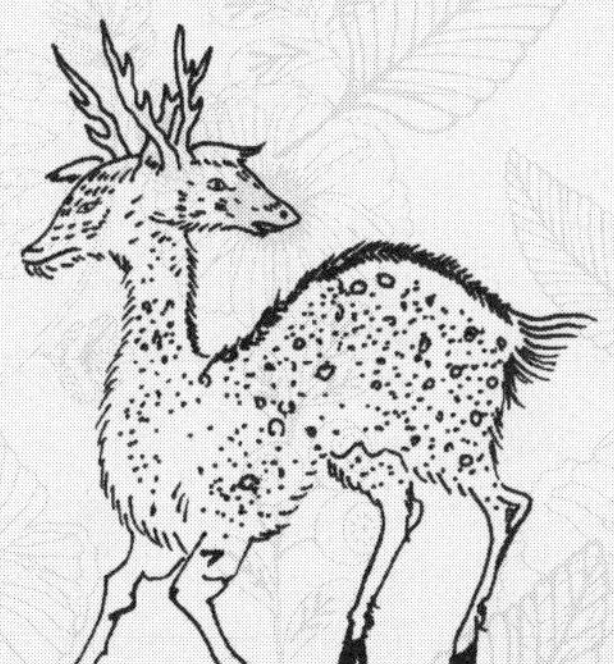

腎の図（上）とその神

①先天を宿す

腎という漢字の下の部分は、人体を意味するニクヅキである。

上の部分は「ジン」「ケン」と発音するが、文字として単独で用いられることはない。

その意味は、堅忍不抜がそうであるように、堅い、丈夫などだ。ハードな腎というわけだ。

それが転じて、要を意味するようになる。かんじん要《かなめ》が「かんじん」は、辞書をひくと、「肝腎」と「肝心」という、2つの表現がある。

中医学の腎にたいする理解は、きわめて独創的である。

『素問』にある

「腎は……封蔵《ほうぞう》の本であり、精《せい》の処《ところ》である」

という部分を、

『霊枢』の

「人の生が始まると、まず（腎に）精がなり……」

と合わせ読むと、興味津々だ。

なぜなら、そこには古代中国の生命感がじつに如実に表現されているからである。

精（『素問』や『霊枢』でいう）とは、「先天《せんてん》の精」のことである。

それは「先天の気」ともいい、父母から継承するものである。

その精（気）が生命の誕生とともに腎に宿り、その後の成長の源泉となるというのだ。そうした精の居場所が腎だというのである。腎の機能をひろく指して腎気という。

この腎気と成長の関係を、『素問』では男女に分けて次のように論じている。

「女子は、七歳にして腎気が盛んとなり、歯は更《かわ》り、髪は長くなる。二七（14歳）で天癸《てんき》（初潮）がいたり、任脈《にんみゃく》が通じ、太衝《たいしょう》の脈が盛んとなり、月のこと（生理）は時をもって下る。故に子あり。三七（21歳）をもって腎気は平均する」と。

「丈夫（21歳）をもって腎気は平均する」と。実し、髪は長く、歯は更る。二八（16歳）で腎気は盛んとなり、天癸（精通）がいたり、精気はあふれて写《しゃ》（瀉）す。陰陽（男女）が和すれば、子がある。三八（24歳）で腎気は平均する」と。

すでに二千数百年の昔、古代の中国人は、生命の誕生と成長のポイントが腎にあることを指摘していた。女子のほうが男子よりも成熟が早いことも。

成長のスケールとなる年数（基数）が、女が7で、男が8などという気づきは、いったい何を根拠としたのだろう？

日本の歌にある「二八の春」などという表現の源は、中国の古医学のようだ。

この男女別に、7歳ないし8歳を基準にし

た腎気の盛衰についての描写は、じつに興味ぶかいものがある。

とくに自分の腎気がいま、どのあたりかなどと考えながら読むとすれば、他人事ではなく切実だからである。

ただ、紙幅の関係もあり、本章の最後で、腎気が尽きる部分だけを紹介するに止める。

屋台骨という、ごく一般的な言い方がある。建物であれ、組織であれ、それを支える構造（物）がしっかりしているか否か、確かにそれは大切なことだ。

人体に深く注目する中医学では、腎と骨の関係について言及している。

「腎は、骨を主どる」「腎は、骨を充たす」など。

いずれも腎が骨に栄養をあたえているというものだ。

前頁でみた「女子は7歳で歯が更る」「男子は8歳で歯が更る」というのは、乳歯がぬけて、永久歯が生えてくることだ。

また「歯は骨のあまり」という表現もある。

歯にせよ、骨にせよ、腎気（腎精）により満たされ、じゅうぶんな栄養があれば、シッカリとし、ガッシリとしているのだ。

福耳《ふくみみ》という、耳や耳たぶが大きいのは、福相だというのだ。

いわゆる俗説にすぎないだろう。

ただ、『霊枢』には、こんな注目すべき一節がある。

「腎気は耳に通じ、腎が和めば、耳は五音を聞く」

と。

大まかに解釈すれば、腎の状態がよければ聴覚も良好だ、ということだろう。

五音《ごいん》（242頁表）は五声ともいい、音階を構成する5つの音。

耳は目と同様、きわめて重要な感覚器官である。そこから得られる情報量には計りしれないものがあろう。

耳が大きく、すなわち腎の気が旺盛であれば、多くの情報を手にいれ、それを的確に判断することにより、成功ないし幸福につながる……。

このように考えるならば、俗説にも一理ありそうだ。

最近の中医学の研究によれば、こんな小さな耳（耳介という）には、五臓六腑や各種の器官をふくむ全人体の反応点（ツボ）があるという。

華《はな》という表現が、中医学に時に出てくる。

臓腑は体内にあるわけだが、それらの機能レベルが体外のどこかに、いい状態で反映されたのが「華」である。

例えば、肺の華は皮毛に、脾の華は唇に、腎の華は髪に……という具合だ。

確かに、腎気が充実していれば、髪は豊か

であり、光沢もある。

病気や老化などにより、腎気は虚弱になれば、髪の毛はカサカサになり、抜け落ち、白くなるというものだ。

②万能のフィルター

腎臓の形は、ソラマメ状である。

子供の握りこぶしほどで、肺の下の背骨の両側に、2個、一対となっている。

高さ11㎝、幅5㎝ほどで、その重さは約130gほど。

そんな小さな腎臓ではあるが、絶え間なく動脈の血が流れこみ、それを休みなく濾過するのが腎臓の仕事である。

その腎臓の断面をみると、3層となっている。外側の皮質、その内側にある核、中央は空間となっている（腎盂）。

大量の濾過が行なわれるのは、皮質のなかにあるネフロンでのことだ。

このネフロンは毛細血管の束、すなわち糸球体である。それが濾過の単位であり、1個の腎臓だけで100万以上のネフロンがあり、2つ合計すれば200万以上となる。

腎動脈から流れきた動脈血は、ネフロンの数だけの無数ともいうべき細い流れに分けられる。

大きな流れが細分化されるのだから、当然、ネフロン内部は高圧となる。

このため塩類や尿素など、血中に溶けていた小型の分子は、水分とともに毛細血管ごしに排出されてしまう。

これが濾過である。

ただし、たん白質の分子や血球などは大型であり、ネフロンを通過し、腎静脈をへて、再度、人体への大循環へと合流する。

濾過された液体は、すこしずつ集まり、腎の中央部である腎盂《じんう》にたまる。

ここまでは濾液である。

この先、尿管を通り、膀胱（前章）へと、導かれていく。それは尿だ。

濾液の量は、１時間で約４ℓ、１日にして約１００ℓもある。

こう書けば、記憶力のいい読者は、尿の１日の量がわずか１・５ℓしかなかったこと（134頁）を、きっと想起されるだろう。

これは矛盾である。

１００ℓの濾液と、１・５ℓの尿液と、どうしてくれる？

それは腎臓のもつ機能にカラクリがあるからだ。

腎臓の構造が３層になっていること、外側がネフロン、内側に核があり、中空の腎盂があることは既述した。

この核に注目したい。

作用は、ネフロンが濾過と通過であるのに対し、核は吸収である。

　核のなかには尿細管があり、そこを通過する過程で、水分のなんと96%が吸収されてしまうのだ。

　濾過と吸収という、一見して矛盾するような機能を、小さな一対の腎臓が果たしている。

　もしもの話だが、この腎が機能不全になったとしたら、血液に含まれる尿素など有害な物質は放置されるし、あふれた水分により体がむくむことは、火を見るよりも明らかである。

　老廃物をみると、生命の活動がいかに活発であり、旺盛であるかを、しみじみと感じることだろう。

　人体から排出される老廃物には、主に4つある。

　第1は、肺からである。

　それは燃焼のカスともいうべき炭酸ガスである。

　第2は、肛門からである。

　それは消化システムの最終的な生産物ともいうべき大便。

　第3は、皮膚からである。

　それはたん白質の残滓《ざんし》ともいうべき汗だ。

　第4は、尿である。

　それは腎で濾過され（本章）、膀胱でしばし蓄えられた後（前章）、尿道から排出される。

　肺が1日に吸いこむ空気は約9・5kℓ、心臓が1日に送りだす血液は約7kℓ、腎臓が1日に処理する血液は約1・5kℓである。

いとも気軽に書いてきたが、1kℓというのは、牛乳パックにして1000本の量なのだ。

腎臓のことを再度、確認しておこう。

その3層の構造のゆえに腎臓は、濾過と吸収という、二律背反的な処理を、一日で牛乳パックにして1500本という大量の血液に対して行ない、尿を取りだし、水分の96％を回収している。

なんというタフネス腎臓であることか！

さらに驚愕すべきことがある。

それは有用物質のリサイクルだ。

計200万もの糸球体（ネフロン）により濾過された液体には、すでに老廃物や有害物質はない。あるのは糖やアミノ酸、各種のイオンなどの有用物質である。

そのほとんど全部が、水分と同様に、腎臓の核を通るうちに吸収されてしまうのだ。

「万能の濾過ユニット」というのが腎臓の別名であるが、きわめて適切なものである。

③ 補腎のための薬食

肺は清める、腸は通す、心は安らか、だった。

それぞれの臓腑の機能を正常にさせるため

に、そうする必要があったのだ。

それならば、腎はどうか？

補う、である。

それ以外の臓腑と、ニュアンスが異なるあたりに、腎の作用の特徴がありそうだ。

腎は、中医学の見解によれば、陰陽の和合（男女の交合）により、次の世代の命の源を宿す場所だという。

その生育と老衰が、女では7年を、男では8年をそれぞれ基数として推移していくことは、1項で既述した。

それは2項で紹介した「現代的、西洋的な医学」の見解とは大きく異なる内容である。

後者は「濾過装置」としての腎臓であったが、前者の見解は「現代の常識」をはるかに超えており、荒唐無稽なようでもある。

そうした背景もあり、腎と関係のあるとされる中医薬は、まさに多種多様である。

まずは、タツノオトシゴに登場してもらう。

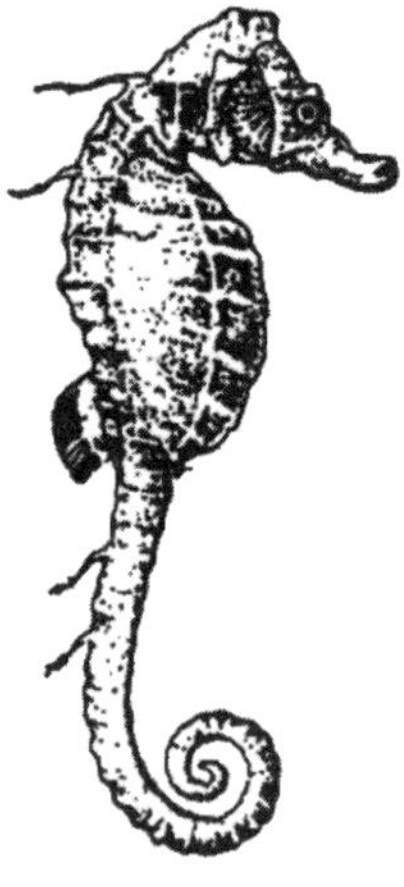

タツノオトシゴは強精の海馬

それはヨウジウオ科で、浅い海に産し、頭は馬のような形をしており、全体的には小さいながらも、タツ（龍）さながらだ。

その内臓をぬき、乾燥したものが、生薬でいう**海馬**《かいば》である。

日本の一部の地方には、「左手にタツノオトシゴを握っていれば、お産が軽くすむ」という俗信がある。

その源流はやはり、中国の医薬学書である。唐代の『本草拾遺』には「海馬は婦人の安産を主どる」とある。

李時珍の『本草綱目』は明代であるが、さらに詳細かつ興味ぶかい。

「海馬は雌雄で一対となし、その性は温暖なるもので、交感の意味があることから、難産および陽虚、房中術に多く用いたのである。蛤蚧《ごうかい》や郎君子《ろうくんし》の功力のようなものだ」と。

蛤蚧とは、オオヤモリを干したもの。

郎君子とは、サザエ科の巻貝であるスガイのことであり、別名を相思子という。

いずれも補腎や強壮の薬効がある。


強壮といえば、あの鹿茸《ろくじょう》を忘れてはならない。

それはシカ科のマンシュウジカやアカジカの角で、まだ角になりきっていない幼角のことである。

植物性の人参（97頁）と、動物性の鹿茸とは、古来、最高級の滋養剤であり、強壮剤である。

主成分は、人参がサポニン配糖体、鹿茸がパントクリンである。パントクリンの中国語は、鹿茸精だ。

鹿茸精には、近年いわゆる科学的な研究により、心血管に大きくプラスに影響し、性ホルモン様の作用があることなどが解明された。

それとは無関係に、太古の昔から、鹿茸には薬効があり、元陽を壮め、気血を補い、精髄を益し、筋骨を強める……とされてきた。

科学は、誤解を恐れず大胆にいえば、このように後追いに過ぎない。

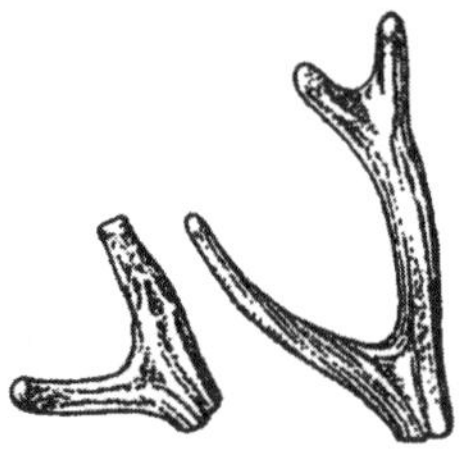

▲鹿茸は梅花鹿のツノで、強壮剤の長

セリ科のトウキ（158頁）は、夏になると傘を開いたように、白い小さな花を咲かせる。

日本では北海道や近畿地方で栽培され、全体から芳香を放つ。

その根をよく水で洗い、風とおしのよい所で陰干しにしたものが、生薬の**当帰**《とうき》である。

当帰は、やはりセリ科のセンキュウ（生薬名は、川芎）とともに、婦人病の専門薬である。

「時珍いわく……古人は、妻をめとるは胤《たね》をつぐためとした。当帰こそは、気血を調える要薬で、（夫のもとに）帰す当《べ》しの意味から、当帰という名称になった」

とするのは『本草綱目』である。

現代人の感覚からすれば、異論のあるところだろうが、医聖・李時珍の本意は、当帰が「婦人のあらゆる病に効あり」という部分だろう。

さて、補腎の薬剤にはどのようなものがあるだろう？

薬局ちかくの道端に、「××丸」などと大きく書かれた広告の旗が風にたなびいている。

東京でもよくある光景だが、筆者はいささか複雑な心境となる。

なぜなら、病気を治したり、体調を整えるための薬を、そこまでして売るか？という気持ちがある。

同時に、明治からの「近代化」のなかで衰退を余儀なくされてきた伝統的な医薬が、よくここまで息を吹きかえした！という気持ちもある。

矛盾しているが、日本の社会も国民も、自国をふくめアジアの伝統医薬に対する理解と対応はまだまだ不十分であろう。

日本では中年の疲労感をターゲットとして宣伝されている**八味地黄丸《はちみじおうがん》**である。

中国では、3世紀の漢代、張仲景の『金匱《きんき》要略《ようりゃく》』以来の処方であり、2000年の歴史がある。

その薬名は、乾地黄《かんじおう》、山薬《さんやく》・茯苓《ふくりょう》（52頁）など8種類の生薬を調合し、蜂蜜でこねあげた丸薬であることを示している。

この八味地黄丸は、別名を「腎気丸」というほど、補腎の要薬である。

不足してきた腎の陽気（体を温める気、陰気の反対）を、補ってくれるのだ。

その主治する範囲はとても広く、西洋医学の病名でいえば、腎炎・糖尿病、インポテンツ・坐骨神経痛・腰痛症・膀胱カタル・前立腺肥大・高血圧などを包括する。

この他、海馬など19種を配合した海馬補腎《かいばほじん》丸《がん》、女性のための女宝《ニューパオ》、男性のための男宝《ナンパオ》などがある。いずれもよく知られている補腎のための薬剤である。

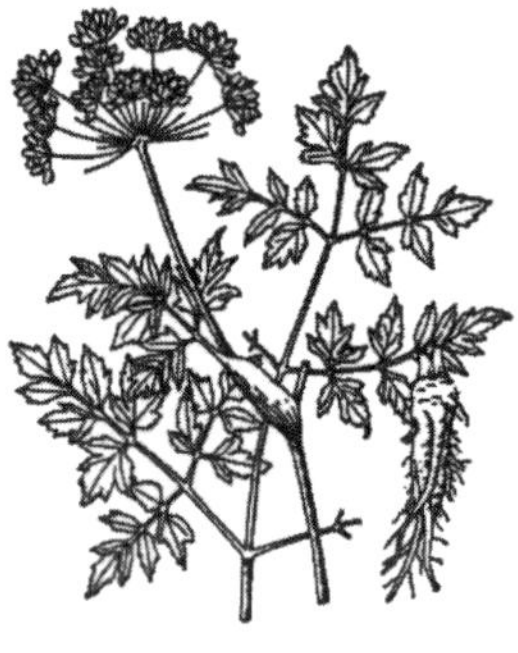
トウキ（当帰）は
婦人病によく効く

約束どおり、『素問』の指摘にもどろう。

「女子は、五七（35歳）で陽明の脈が衰え、面は焦《こ》げはじめ、髪は堕ち……七七（49歳）で任脈は虚し……天葵は竭《つ》きて、精は少なく、腎臓は衰える」

と。

「男子は、五七（35歳）で腎気は衰え、髪は堕ち、歯は槁《か》れ……七八（56歳）で天葵は竭きて、精は少なく、腎臓は衰える」

と。

このように、父母から受けついだ「先天の気」は、ひたすら減少の一途をたどる。それがエージング（加齢、老化）である。

そう厳しく指摘しながら、気を蓄える腎そのものは、補うことが可能だとも強調する中医学ではある。

最後に、日常の食生活のなかに「補腎」を探してみよう。

まずは、トリ肉である。

ニワトリの卵が「物価の優等生」になり、トリ肉が安価になったのは、そんなに昔からのことではない。

筆者は戦後すぐ（昭和21、1946年）の生まれであるが、子供のころの卵は「ごちそう」

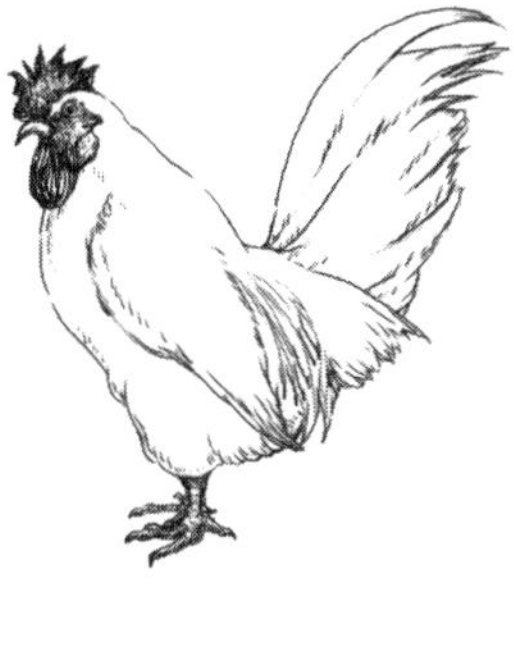

だった記憶がある。

たん白質とビタミンAに富むトリ肉である。

手羽にはコラーゲンがたっぷり。

中医学では、気を益し、血を養い、腎を補う、というトリ肉である。


ナマコの別名は「海の人参」だ。

中国語は海参《ハイシェン》なのに、日本語では海鼠《なまこ》と書く。その命名に、栄養価をこめたのと、外観だけを表現したものと、その差は大きそうだ。

ナマコはコラーゲンの固まりであり、腎を補い、精を益す。

中華食材の高級品でもあるナマコは、民間の食事療法ではインポテンツに奇効があるとされる。

エビ（海老）といっても種類が多い。

世界には3000種以上のエビがおり、日本で食用にされるだけでも700種以上という。

食用の代表はやはりクルマエビだろう。そのエビも養殖のおかげで、安くなったものだ。

中医学の理解では、腎を補い、陽を壮んにする。低脂肪で、若さを保ち、長寿のための食材だ。

その殻には、老化防止や抗がんなどの作用をもつキチン・キトサンが豊富にふくまれており、捨てるには、もったいないのだが、まだ常識にはなっていないようだ。

こうして調べてくると、海山の珍味やごちそうは、ほとんどが補腎の作用をもっているわけで、ときに贅沢をすることは、そうした意味からも大切なことなのだろう。

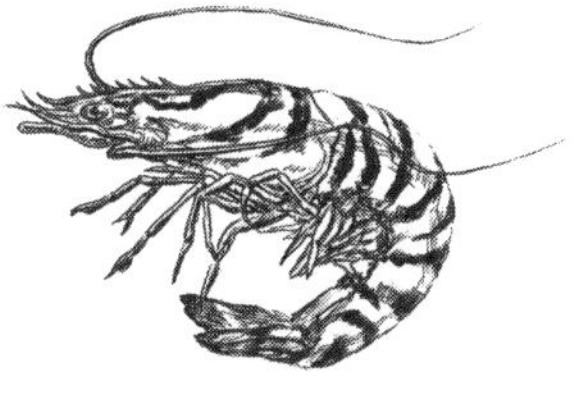

ごく身近な食材として腎を養うものに、豆や栗がある。記憶力のいい読者であれば、すでにどこかに?と思われるであろう。

その通りであり、豆は第100頁（脾を育てる）に、栗は第141頁（膀胱を利する）に、それぞれ登場ずみである。

豆は何度か述べたように、五穀の1つである。それは五臓の1腎、五腑の1膀胱（この2つは表裏の関係）だけでなく、五臓の1脾をも、滋養するのである。

巻末（第242～243頁）にある「五臓の色体表」をよくご覧ください。

Column

破天荒の巨著『本草綱目』と、その影響力

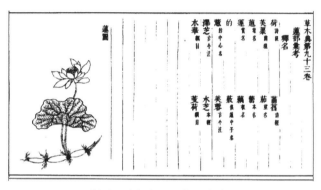

『古今図書集成』の「蓮部彙考」

本書では何度も、この李時珍の畢生の著作『本草綱《ほんぞうこう》目《もく》』を引用した。

それほど、中国の薬草を語るうえで、それは不可欠の存在である。

彼は、明朝の正徳13年（1518）、医者の家に生まれた。

祖父は、鈴をならして歩き、病人がいれば治すことを職とした。いわゆる鈴医《れいい》であり、行医《こうい》とも呼ばれた。

父の李言聞には『人参考』などの著作があり、名医として知られた。

こうした家庭環境に育った李時珍であり、医薬の道に進むことは当然だった。

ただ彼は、生まれつきあまり丈夫な体ではなかったという。

科挙のテストを受け秀才になったのが14歳だが、その上の試験には合格しなかった。

かくして官医への道を断念し、家業をつぐことに。

医業をやるには、家伝の知識や技術のほか、古典の『神農本草経《しんのうほんぞうきょう》』などを読むだけでなく、山野に分けいり自分で採薬もしなければならない。

こうした学びながらの医業は、李時珍30歳代の半ばまでつづいた。

渉猟した医書は８００冊以上、鑑別できる薬草はもう数えきれないほど。

こうした知見を集約しよう、と李時珍が決意したのは35歳のときだった。

幸い彼には、十全の自由があった。もし科挙に合格しつづけていたら、あるのは経済の自由だけだったろう。

爾来20余年、全52巻、１９８２種の薬材、処方は１１９１６、挿絵は１０００以上という、不世出の『本草綱目』を脱稿した時、李時珍はもう61歳になっていた。

自由の代価は、まだ必要だった。

未曾有の巨著の価値は、なかなか他人に認めてもらえず、出版してくれる相手が見つからない。

ようやく出版のメドがついたのは、李時珍が76歳になってからのこと、実際に『本草綱目』が上梓されたのは、1596年、彼の没後3年目のことだった。

中国の「知の大系」は膨大である。その集大成は王朝によって行われる。

例えば、18世紀の清朝では、『欽定古今図書集成《きんていここんとしょしゅうせい》』がある。

全1万巻。その中の1巻、すなわち1万分の1を占めるのが「蓮部彙考」(162頁)であり、18世紀までの蓮文献を網羅している。

筆者の蓮の師である三浦功大さん(2013年没)の希望で、その講読会を2年がかりでやった。久しぶりの悪戦苦闘だった。

驚いたことに、その蓮部彙考の3分の1強が『本草綱目』からの引用だった。

藕(レンコン)の項で、李時珍いわく「生食すれば甘く…煮蒸すれば美味…霊なる根とすべし」とある。

そこを読む者は、李時珍に誘われ、すぐそうしてみたくなること必定である。

日本へ、この『本草綱目』が移入されたのは、1607年、林羅山《はやしらざん》によってである。

江戸の学術アンテナ極めて高感度だった。

彼らはそれを、漢文として読み、正しく理解したのだった。その全訳本に『頭註國譯本草綱目』全15巻(春陽堂)があり、その改訂版がある。

その後、『本草綱目』は各国語に翻訳され、ラテン語、フランス語、ドイツ語、英語、ロシア語などの版本があり、植物や医薬の専門家のほか、動物・鉱物・博物などの分野で注目されている。

第8章 利胆

「胆」を壮んに

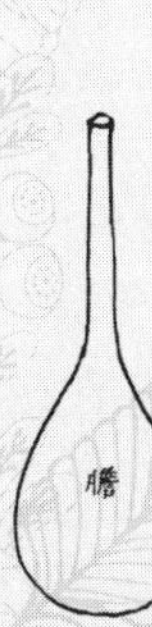

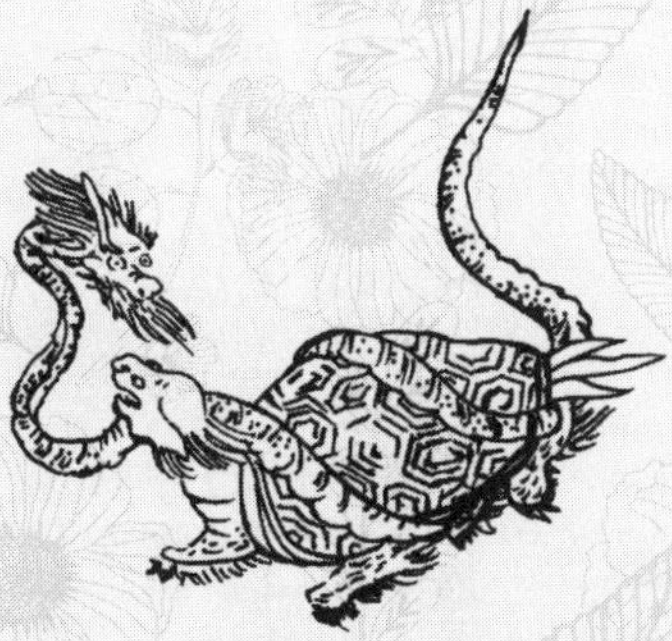

胆の図（左）とその神

① 胆は中正の官

胆のもとの字は膽である。

それは【月】ニクヅキに、【詹】である。

【詹】の発音はセン、ないしダンであり、意味としては、言葉が多いこと、ゆきとどくこと、占なうこと、など。

人体を政治組織になぞらえた『素問』の表現によれば、

「胆とは、
中正《ちゅうせい》の官であり、決断がでる」

という。

中正とは、どちらかに偏ることなく、正しい判断をすることである。しかも果敢に、それを実行する。

胆は、信頼できる裁判官というわけだ。そうした寓意は、旧字の詹にあるようだ。

この考え方は、時代とともに発展する。清代のある名医は、

「気は胆により壮となり、
邪は干《おか》すことができない」

と断言している。

面白いことに、こうした中医学の考えは日本語のなかにも引きつがれている。

「肝っ玉が太い」「肝っ玉かあさん」などがそれだ。さらに例をいくつかあげれば、

胆を冷やす

…身がすくむほど、驚き、恐れること

肝腎（ないしは肝心）要《かなめ》

…きわめて重要なポイントのこと

肝胆あい照らす

…心の底までたがいに知りぬいていること

などがある。

いずれも味わいぶかい表現である。

それは胆をはじめとする臓腑が、われらの情緒や心理とも深く関連していることを暗示している。

その胆には、「奇恒《きこう》の府」という別名がある。臓腑については、六臓六腑のことなどで記述してきた（40頁）。

臓と腑との機能上のちがいは、大まかにいえば、

臓が担当するのは、製造ないし貯蔵であり、

腑が担当するのは、運輸ないし通過である。

胆は六腑の1つであり、臓ではない。ところが、である、『脈経』（121頁）には、

「肝の余気は、
胆に泄《せっ》し、聚《あつ》まりて精をなす」

とある。

胆で生成される精は、いまでいう胆汁である。胆汁については、次項でかなり詳しく触れる。

それは「澄んでいる」と中医学ではいう。腑である胆が、「澄んだ精」を生成することから、それを「奇恒の府」と名づけたのである。

ちなみに、『脈経』の著者は王叔和で、3世紀の名医である。

中医学には四つの主たる診断の方法、すなわち四診がある（109頁参照）。

そのなかでも最も難しく、最も特長的な**脈診**、すなわち切診《せっしん》は千七百年の昔、すでに完成されていたのだ。

それによれば、浮脈や沈脈など24に分類され、病気を診断し、鑑別するうえでの有力な根拠とされてきたのである。

再度の確認になるが、胆（腑）と肝（臓）とは表裏の関係にあり、胆が表であり、肝が裏である。この一対はたがいに補いあって機能しており、胃や腸という消化をになう器官と

も密接な関係にある。

前章では「腎の気」が年齢とともに衰えることを明らかにした。

老化（エージング）は自然の摂理である。ならば、「中正の官」である胆の機能が衰えたら、どうなるか？　という質問があるだろう。

あれこれ思いわずらい、何ごとにつけても即断ができなくなる。驚きやすく、涙もろくなり、睡眠が浅くなる。それらは中医学でいう、「胆気の不足」からくる典型的な症状である。

よく知られている杜甫の詩「春望《しゅんぼう》」がある。

国破れて山河あり
城春にして草木深し
時に感じて花にも涙を濺ぐ
別れを恨んでは鳥にも心を驚かす

国破山河在　城春草木深
時感花濺涙　恨別鳥驚心

詩聖・杜甫が46歳のときの作品である。

この第三、四句には、失意のなかで放浪する杜甫の心情と、その時の「胆の気」の状態がよく現われているようだ。

コインに両側があるように、すべての物事には両面がある。

胆の特徴が果断であるとするならば、その

あちら側は熟慮であろう。

年をとり、胆の気が衰えてきた人間は、果断な判断ができない反面、複眼的な思考をするようになり、大局的な判断のほうを得意とするようになる。

政治の世界は、わずかな例外を除けば、だいたいは人生経験が豊かというか、世故にたけた老人の手中にある。

これもまた胆の気の消長と関係していそうだ。

②脂肪を乳化する

いわゆる現代の西洋医学でいう胆嚢《たんのう》は、人体のなかにある臓器でも小さなほうである。

それは長さ８㎝、幅わずか３㎝、容量もわずか50㏄という、小さな袋である。

しかもこの胆嚢は、前面からみると、肝臓のかげに隠れてほとんど見ることができない。背面から見れば、ナスのような形をした小さな袋があり、それが胆嚢である。

飲食物を大きく3つに分ければ、炭水化物（でんぷん）、たん白質、脂肪である。

すでに第3章の「腸」などで述べたように、消化の主役たちは各種の酵素である。

プリアチンは炭水化物を、ペプチンはたん

白質を、それぞれ消化して、つぎなる吸収へと備える。

脂肪はまず胆汁《たんじゅう》によって乳化され、膵臓からでるリパーゼによって消化される。

このように直接、消化にかかわる胆汁が、じつは肝臓で作られていることは、「奇恒の府」のくだりで紹介した。

これは造物主のちょっとしたデザイン・ミスか、そうでなければアソビだろう。

間接にしか消化に関与していない肝（臓）には、また別の大きな任務があるのだが、それについては次の9章で詳しく触れる。

ここでは、まず胆嚢のもつ作用に注目したい。


小さなナスのような胆嚢は、単なる袋ではないのだ。

肝細胞で作られたばかりの液体は、ほぼ透明で、わずかに黄金色をしている。それが胆嚢で蓄えられているうちに、緑色になり、粘性をおびて、比重が大きくなる。

胆嚢で、1日に濃縮され、生産される胆汁の量は約６００㏄もある。それはナス10個以上であり、消化ルートへの分泌には十二指腸との連携プレーが必要となる。

なぜなら、脂肪のセンサーが十二指腸だからである。

まず口から、そして胃をへて腸へと流れて

いく飲食物である。そのなかにわずかでも脂肪分があれば、ただちに十二指腸がそれを感知し、ある種のホルモンが放出される。

このホルモン情報は、下位にある胆嚢の察知するところとなり、小ナスの胆嚢からは必要なだけの胆汁が分泌される。

体内における情報の伝達、それに基づいたチームプレーは見事というしかない。

胆汁（じつは肝臓からの流れくる液体）は、美しい緑色をしている。

ときには黄褐色。

その色の正体はビリルビンという色素であり、その分子式が分かったのは20世紀であること、それとノーベル賞の関係などは記述したとおりである（136頁）。

ビリルビンは斜方板状の結晶をしている。

より正確にいうなら、肝細胞のなかで分解されたヘモグロビン（血色素）からできたのがビリルビンである。

尿や便のなかに含まれるビリルビンであるが、生後まもない嬰児の緑便の正体はこれである。より正確にいうなら、ビリルビンが酸化したビリベルジンの色である。

さて胆汁の組成であるが、その83％は水分であり、約10％の胆汁酸が含まれる。

この胆汁酸は、ステロイド系のカルボン酸であり、表面張力を降下させる強い作用をもっている。これが脂肪を乳化させるのである。

こうして脂肪は、胆汁酸によって、微小な、安定した粒子となり、リパーゼの登場となる。

膵臓から分泌されるリパーゼは、消化酵素の1つであり、ヒトを含む動物の膵液や胃液、腸液のなかに含まれる。

このリパーゼの作用により、脂肪は加水分解され、脂肪酸とグリセリンになる。これで脂肪の消化は終わり、あとは吸収されるのみだ。

また、胆汁の作用により、ビタミンやホルモン、アルカロイドなども吸収されやすい状態になることも忘れてはならないだろう。

ところで胆汁のペーハーpHは、8・6程度であり、アルカリである。

このアルカリにより、胃から送られてくる酸性の糜汁《びじゅう》が中和される。

第2章「胃」でも触れたように、胃酸はペーハーが1〜3という強烈な酸性である。それにより飲食物を消化するわけだが、そのままでは腸をも消化しかねないのである。

自分で、自分を消化するなんて、想像もできないことだ!

そこは造化の妙というか、よくしたもので腸の入口にあたる十二指腸からは、一定量の胆汁が分泌されている。

アルカリ性の胆汁により、胃からの糜汁はほどよく中和されて、吸収へと備えることになる。

手のひらにのるほど、小さな、ナスの形をした胆嚢であるが、流入してくるものの中和と、脂肪の乳化という、きわめて重大な、2つもの任務を果たしているのである。

③利胆のための薬食

「中正の官」である胆には、利する、ないし利す、という動詞がつきものである。

この場合の「利」には、胆の機能を順調にする、そのレベルを高める、というほどの意味がこめられている。

大自然のなかに、そうした利胆の植物を探してみよう。

まずは、キク科のカワラヨモギである。

生薬としての名前は、茵蔯蒿《いんちんこう》。

その製法が日本と中国ではすこし異なるようだ。

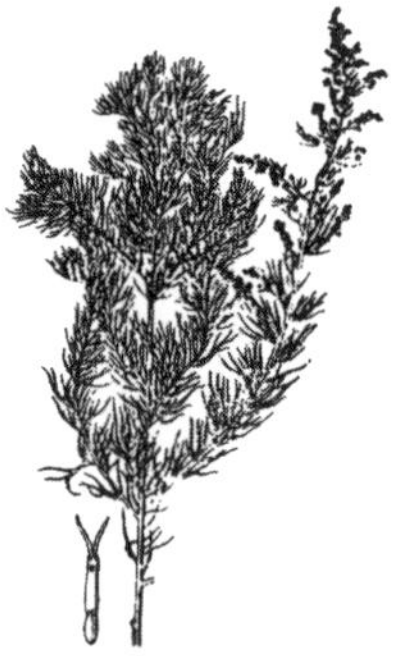

利胆のカワラヨモギ

日本では、まず全草を陰干しにし、よく乾

いてから花穂だけを集めるため、別名を茵蔯《いんちん》穂《すい》ともいう。

中国では、小さな苗のうちに収穫し、日干ししたもので、綿茵蔯《めんいんちん》ともいう。

いずれも薬効は同じであり、湿熱を清め、尿を利し、黄疸を退かせる。

李時珍は『本草綱目』のなかで、次のように述べている。

「この草は蒿《よもぎ》の類であるが、
冬をへても枯れず、さらに旧（蔯）い
苗によ（因）って生じることから、
茵蔯蒿と名づけられた……
神農、岐伯、雷公は、苦く毒なし、
という。
黄帝は、辛く毒あり、という……
邪気の熱結や黄疸を主治し、
久しくすすれば身体を軽くし、
気を益し、老衰に耐え、
顔色を白くして、天年を長くする」。

神農と黄帝は、中国の古代神話のなかのスーパーヒーローである。

岐伯と雷公は、古代中国の伝説的な名医である。本書でよく引用する『素問』と『霊枢』を合わせて、『黄帝内経』とよぶことがある。

この現存する最古の中国医学書は、黄帝が質問をし、岐伯たちがそれに答えるという形で、書き進められている。

余談になるが、ヨモギにもう1種類ある。

お灸のモグサにするのはキク科のヨモギであり、生薬名は艾葉だ。それには健胃(52頁参照)の効能があり、下痢や貧血の治療にもよく用いられる。

伝統的には、3月の節句の草もち、5月の節句の軒かざりなど、民間の行事には欠かせない植物としてのヨモギではある。


利胆の薬草を、もう1つ。

サトイモ科のカラスビシャクである。

その球茎を、花のあるうちに掘りだし、外皮をとり除いて日干ししたものを、半夏《はんげ》という。

その半夏の薬効は、痰を利すことや、悪阻などの嘔吐を鎮めることなどだ。

ただ、それには副作用があり、それを抑えるために生姜《しょうきょう》（ショウガの生薬名）と組み合わせて処方しなければならない。このあたりが、伝統の知恵だろう。

生薬としての半夏は、ほとんどが中国から輸入されている。

ただ、日本でも畑の雑草として自生するものがある。その別名が「ヘソクリ」と、面白い。

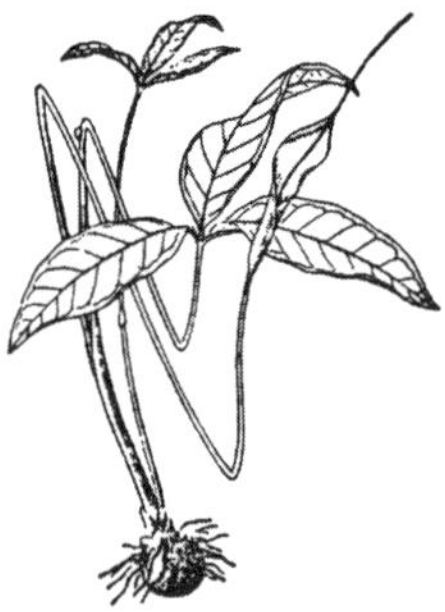

半夏は
カラスビシャクの玉茎

その理由は、孫の子守でもしていそうな老人が、野良でカラスビシャクをみつけ、その球茎を掘りだしては、お小づかいにしたからだという。

こうした半夏や菌蔯蒿を用い、「正中の官」である胆のための治療薬を探してみよう。

公正かつ果断に、結論をだす、そんな使命をもった胆である。それゆえに、強い精神的なストレスなどで、不調となり、機能障害にも陥りやすいのだ。

中医学でいう「心神の失調」を、現代人のために翻訳すれば、不眠・驚きやすい・精神分裂など、と長くなる。

これには温胆湯《おんたんとう》がある。

それは12世紀、宋代からの処方で、半夏や茯苓（53頁）、生姜など、6種類の生薬を配合したものだ。

胆石症もまた、よくある病気だ。

これは西洋医学の病名であり、中医学では胆脹、脇痛、黄疸などのカテゴリーとなる。

石の形成について中医学は、胆汁が清から濁に変わるとき、混濁した液の下降が順調にいかないと、たまり積もって凝滞し、結石となる、と考えている。

胆石症と老化の関係もすでに指摘されて

いる。

アメリカの統計では、70歳以上の老人の場合、半数以上が胆石をもっているという。

中国では、沿岸の地区と南方に胆石症が多発するという報告がある。

その南方の中国、「玄関口」とされる広東省の都・広州で、2種類の胆石症の薬を見つけたのは、1993年夏のこと。

胆石通《タンシートン》の主成分は、茵蔯蒿など7種類の生薬だ。その能書きに、

> 効能＝胆を利し、石を排し、熱を清め、炎（症）を消す、
> 主治＝胆石症、胆囊炎、胆道炎

とあった。
生薬の配合や効能はどうみても伝統薬であるが、能書きには「新薬」と明記されており、6つの病院で投与され、その有効率は93・7%とあった。
もう1つが、利胆片《リータンピェン》。
主成分は苦木《くぼく》など3種類で、
効能には
「肝胆を利し、疎導する」、
主治には
「慢性および急性の胆嚢炎、胆道炎」
とある。
その能書きが中国語・日本語・英語の3つ

で書かれていたのも、印象的だった。

苦木は、ニガキ科のニガキのことで、日本を含む東アジアなどに自生する。

その名のように、木の全体が苦く、別名を苦胆木ともいう。

毒を解き、熱を清めるという薬効があり、一般には健胃剤として用いられる。西インド諸島のジャマイカでは苦木をよく産し、対ヨーロッパの主な輸出品の1つである。

最後は例によって、
日常の生活のなかに
「利胆」を探してみよう。

まずは、カキ。

柿ではなく、オイスターのほうだ。魚介の類を生食しない欧米人も、カキだけは例外である。

英語でいう月の名前の末尾に、rがつかない月、すなわち5月〜8月には食べないとか。

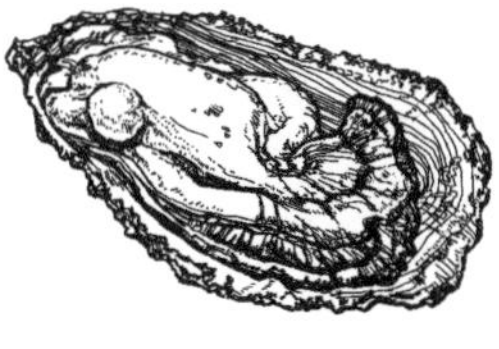

日本でも、「桜が散ったら食べるな」ともいうが、岩カキは夏が美味い。

カキには鉄や亜鉛、タウリンなどが豊富で、胆と肝の機能を高める。

また、カキの殻の生薬名は牡蠣《ぼれい》であり、柴《さい》胡《こ》加《か》龍骨《りゅうこつ》牡《ぼ》蠣《れい》湯《とう》などに配合される。

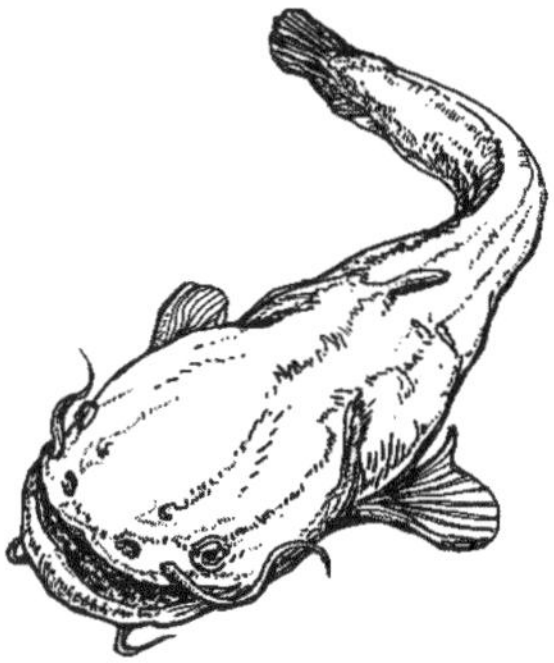

つぎは、ナマズ。

その外観からか、いまの日本ではあまり好食されない。白身で、淡白な味わいは、あまり知られていない。

民間では昔から、心臓病や結核、黄疸には、ナマズの味噌汁が効くとされてきた。利尿の薬効があり、むくみを解消することも、肝胆への作用である。

霞ヶ浦あたりで、味噌づけのナマズの焼き物を食べれば、きっとこの食材にたいする認識が変わるだろう。

筆者の経験では、中国の貴州省、揚子江の上流にあたる烏江のほとりで食べた「鯰鍋」は、辛旨メニューの極だった。

アメリカでは20世紀初めから養殖され、現在ではベトナムから大量に輸入されている。

野菜の類では、ユリとキュウリだ。

あの美しい花をつけるユリの根は、すぐれ物の薬材であり、食材である。

「五臓を養う」という、総合的な評価をもらう食（薬）材は、そうはない。

気を益《ま》し、心（の熱）を清《きよ》め、神を安《やす》め、肺を潤《うるお》し、利尿や通便の効用があるという。

中華では妙め物にもよく入っているが、和風の茶碗蒸しも忘れがたい。

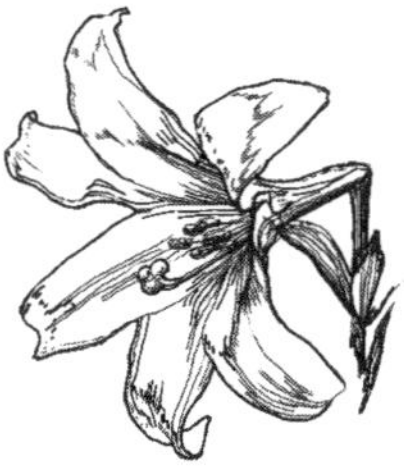

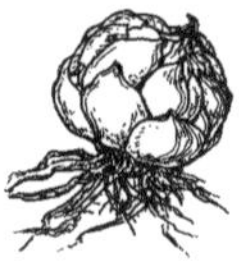

身近な食材として胆を壮んにするものに、五穀の1麦と、果物の李がある。

麦の仲間は、誇張ではなく、人類とともにある。オオムギがなければパンは無かったし、コムギがなければビールは無かった？

李（プラム）は中国の原産とされ、『万葉集』にも登場する。酸味が強いことから、「酢李」と書かれることもある。

この李の字は、中国や朝鮮では姓として用いられる。また「李下に冠を正さず」など、故

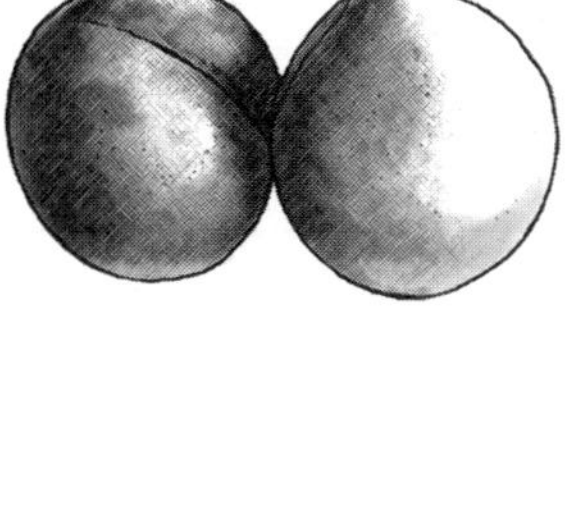

事ことわざともなっている。それだけ身近な存在の李の効用に期待したい。

キュウリは、最近の八百屋の店先では、キウリと書かれることが多い。

原産はヒマラヤ山麓とされ、中国では、漢代の張騫《ちょうけん》がシルクロードから持ち帰ったとされる。そうした歴史的な背景から、胡瓜と書かれてきたが、熟れると黄色になることから、現在では黄瓜である。

日本には平安時代に移入されたが、その評価は低いままで、江戸期には「下等な瓜」とされたほどだ。

余談になるが、張騫については、いささか思い入れがある。

「シルクロードの開拓者」と評される彼のことを、「天の河を源まで見てきた男」「捕囚に耐えて十三年の旅路」「不死身の博望侯として大活躍」「西域に花ひらいた張騫の夢」として書いたことがある（講談社、１９９８年）。

この作品は筆者にとり、中国語と韓国語に翻訳された唯一のものだ。

閑話休題。

さて、キュウリの効能であるが、熱を清め、渇を止め、腫を消し、利尿の効能をもつというものだ。

輪切りにしたキュウリの顔パックは、古代

からの美容法でもある。

いずれもキュウリに豊富にふくまれるカリウムの作用である。

ここでは「胆」の項目として、キュウリやカキなどを取りあげたが、既述したように、

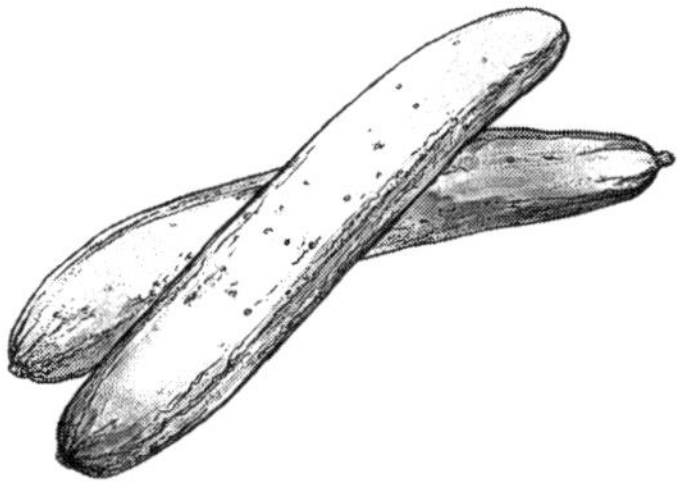

胆は直接的に肝と関係しているし、間接的には腎とも関係する。

人体も、食材も、薬材も、有機的な関連性のなかで、柔軟に考えることが、大切である。

Column

インドの伝統医学アーユルベーダ

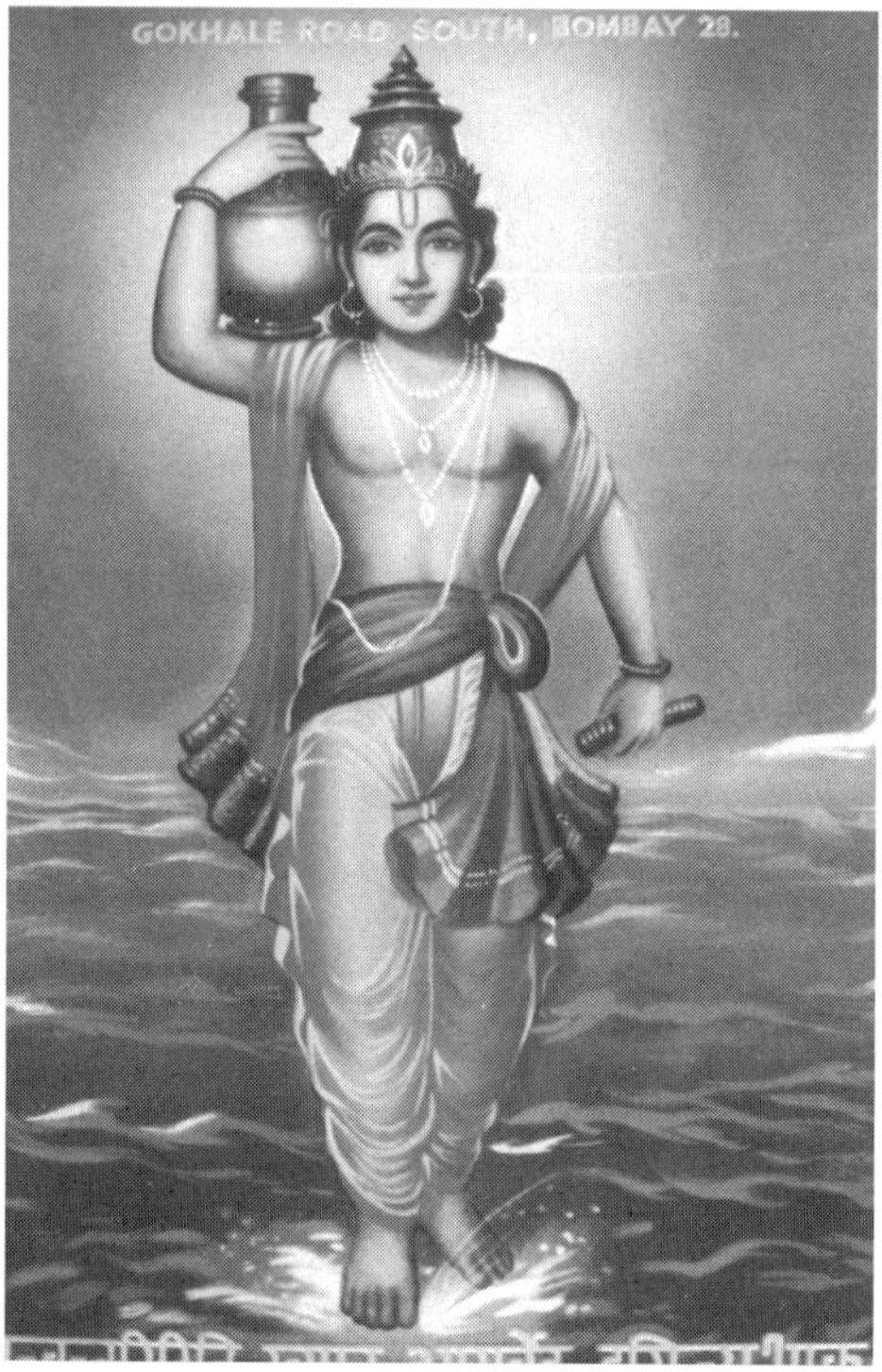

医神ダンバンタリーの肩にはアムリタ（甘露）の壺

世界の3大伝医学といえば、中国の中医学、アラビア医学のユナニ（第208頁）、そしてインド医学のアーユルベーダの3つである。

伝統医学といわれるからには、一定の歴史があり、独自の大系をもつことが条件である。中医学・アーユルベーダ・ユナニは、それを満たしている。

インドもまた歴史大国であり、亜大陸である。

いまの人口が超11億だと聞いて、耳を疑う人もいるだろう。

ただインドは、地理的に遠いこともあり、仏教を除けば、日本にはまだ知られていないことが多い。その伝統医学ともなれば、それこそ遠い存在であろう。

まず、聞きなれないアーユルベーダという言葉から。

それはアーユス（ル）と、ベーダの2語を合わせたものである。

前者は「命」「生活」を、後者は「知恵」「教典」を、それぞれ意味する。分かりやすい英語でいえば、ライフ・サイエンスあたりだろう。

そのアーユルベーダには、インド人のもつ自然哲学が基礎にある。すなわち、自然現象や体質などを3つの要素（ドーシャ）に分類することだ。

それがトリ・ドーシャ理論である。

具体的には、ワータ（風）、ピッタ（火）、カパ（水）のトリ（3）要素である。

これに地と空を加えたものが、五大であり、インドのコスモロジー（宇宙観）であるが、ここでは深入りしない。

インドには不立《ふりゅう》文字の伝統がある。

中国と異なり、文字による記録ではなく、人から人への直接伝授を重要視するのである。

このため「文献の記録に

よれば」という話になると、インドはいささか分が悪いこともまた事実である。

ここではアーユルベーダを代表する医学書を2冊だけ紹介する。

『チャラカ』は、6世紀、サンスクリット語でかかれ、内科を主としている。

それによれば、人間は青年期までがカパが、壮年期はピッタが、老年期はバータが、それぞれ優性だという。

『スシュルタ』は、7世紀の成書とされ、外科を主な内容とする。そこには700種以上の薬草が収録されている。現在のインドでよく用いられる薬草は約100種だという。

インドといえばカレー、カレーといえばスパイス、というのが一般の連想だろう。

そのインドの台所でよく使われるスパイスを、別の角度から見てみよう。

クローブ（チョウジの蕾を乾燥）―風邪の初期に熱湯にいれ、塩ひとつまみで服用

カルダモン（カルダモンの実）―食欲不振や車酔いによく効くショウガ（ショウガの根）―日本でもおなじみで、生姜湯にも

ナガコチョウ（ナガコショウの実）―インフルエンザによく効く家庭薬

ハリドラー（ウコンの根）―カレーの黄色を演出し、各種の薬効あり

という具合で、インドのアーユルベーダは、「医食同源」ならぬ、「医香同源」であることが分かる。

第9章

平肝

「肝」を平らに

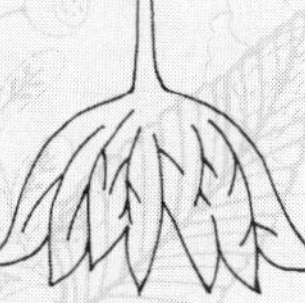

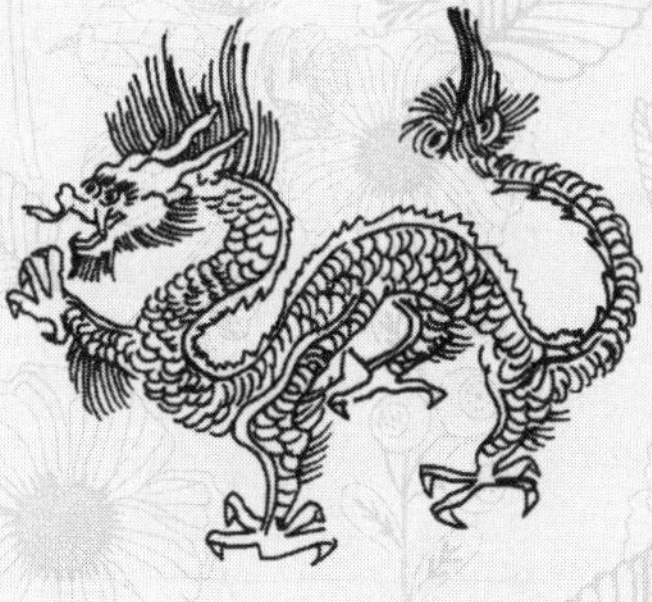

肝の図（左）とその神

①肝は将軍の官

肝という字は、ニクヅキ（人体のこと）と【干】とからなる。

この【干】は、木の幹やリーダー幹部の「幹」であり、人間の生気の根幹を意味する。

その肝のことを、『素問』は、

「肝とは、
将軍の官であり、謀慮《ぼうりょ》がでる」

と規定している。

将軍は言うまでもなく、軍事上の最高の責任者である。

敵と味方の戦力や装備、士気の高さや低さ、地形や気候などを総合的に判断して、作戦上の決定をしなければならない。

中国史上、名将や知将といわれる人物がすくなくない。

周代の呂尚《りょしょう》のニックネームは、太公望《たいこうぼう》である。無類の釣り好きだったとされ、奇策で知られた軍略家だった。

彼はまた、「覆水《ふくすい》、盆にかえらず」という諺の主人公でもある。

要するに、奥さんには逃げられたが、殷を滅ぼし、周の天下へと導いた立役者なのである。

三国時代の諸葛孔明については、もう語る必要がないだろう。

そうした軍略家に求められるのは、深謀遠慮である。あらゆるケースを想定し、念には念をいれ、熟慮をつくす必要がある。

その「謀慮がでる」肝を、木にあてはめるのが五行《ごぎょう》である。

五行については、その相生《そうせい》と相克《そうこく》などのことは90頁で、五行のなかに森羅万象をあてはめようという色体表については242頁と243頁で、それぞれ紹介した。

五行とはそもそも、事物のもつ性状を抽象化して、5種類のカテゴリー（属性）に帰納させたものである。具体的には木・火・土・金・水であることは、既述した。

肝の五行は「木」である。

だとすれば、

木は水から生じ（相生）、

木は土に克つ（相克）、

という関係にある。

一事が万事、ものごとには絶対というものがなく、すべて相対的であるという柔軟な認識が、中国古代の思想や哲学の根底にある。

孔子の指摘によれば、「木とは、曲直《きょくちょく》である」という。

曲線と直線、すなわち正と邪とが明確であるというのが、思うに、孔子の本意であろう。五行でいう五つの要素はいずれも自然のなかにある。

言い換えれば、五行は、大自然や人体などを鋭く観察し、その属性を五つに分類し、自然のなかにある代表的な要素へと帰属させたものである。

木が木をヒントとしていることは、言うまでもない。

樹木の年輪や木目は確かに、明瞭なラインである。その筋道には、あえて逆らうことは不可、というような強い説得力のようなものが感じられる。

中医学では、とくに肝に関連して、**条達《じょうたつ》**という表現がよく出てくる。筋道どおりに、正常な状態で、というほどの意味でよく用いられる。

それが木の五行にある肝の特徴にこだわった表現である。それは理解できるのだが、条達はやはり難解であることに変わりはない。こうした特異な表現がしばしば登場する中医学だ。

その中医学は、「将軍の官」である官にじつに多くのことを期待しているが、ここでは三つだけに限って、その機能を説明したい。

第一は、血を蔵《おさ》めること。

ここでいう血は、血ではなく、飲食物のエッセンスからできる物質で、生命活動の基礎である。

それは「気」とともに、中医学の基本的かつ特徴的な概念である。

その血を貯蔵し、流れる量を調整するのが、肝の機能である、というものだ。

この肝と血の関係について、『素問』に注釈をほどこして、

「人が動けば、血は諸経をめぐり、
人が静まれば、血は肝の臓に帰る」

と書いたのは、七世紀の著名な医師・王冰《おうひょう》である。

運動するか、あるいは休息するかにより、体内に流動する血（液）の量が大きく変わること、それと肝（臓）との関係を指摘したものである。

第二は、**疏泄**《そせつ》である。

ここでいう疏泄とは、分散ないし排泄のことであり、肉体および精神の両面をふくむ。

肝の機能は、肉体の方面では消化と密接に関係する。

脾の作用である運化や、胆の機能（清汁と貯蔵と分泌など）は、いずれも肝のこの疏泄あってのものだ。

精神の方面では、例の条達である。

肝は本来、条達すなわち、スムーズな気の流れを好む。

そのため・肝の気が欝いでしまうと、情緒が不安定になり、各種の肝の病気が現われることになる。


第三は、筋を主《つかさ》どること。

人間の体が軽快に動くことができ、重いものを持ち上げることができるのは、ただただ骨格とその周囲にある筋肉と腱の作用によるものだ。

中医学では、

「肝は……筋を充たす」

ともいい、筋肉の栄養の源は肝にあると考えられている。

腎の「気」と、成長および老衰の関係はすでに紹介したが、

「男子は……七八（56歳）にして
肝気が衰え、筋は動かなくなる」

とも記している『素問』ではある。

② 最大の化学工場

肝臓は、胃と同じように、よく化学工場にたとえられる。

だが、肝臓のもつ規模や機能の多さを知れば、胃には悪いが、格がちがう。

肝臓は人体でも最大の臓器であり、たて15㎝、横は25㎝、厚さ7㎝、その重さは1・3㎏もある。

胃を一般的な化学工場とするならば、肝臓はさしずめ中央化学処理工場とでもよぶべきだ。

肝臓も、それ以外の臓器と同じように、きわめて複雑で、多重的な構造となっている。

肝臓には四つの肝葉があり、その肝葉は直径が1～2㎜の肝小葉から構成されている。

これらの肝小葉は、微小なフィルターともいうべき存在で、そのなかには無数のハチの巣状になった肝細胞がある。

この肝細胞は、わずか30μ《ミクロン》という大きさ（小ささ?）である。

これら無数の肝細胞が、172頁に登場した胆汁を生産する。アルカリ性の有機化合物の水溶液であり、ここではほぼ透明で、わずかな黄金色をしている。

胆汁が肝臓で作られる！

これはパラドックス（逆説）であろう。

飲食物を消化するのに不可欠な胆汁であるが、それを生産する肝臓は、なぜか直接的には、消化システムと通じていないのである。

こうした関係を説明するには、それぞれの臓器を機能ごとにいう西洋医学よりも、中医学の「肝と胆とは表裏する」というほうが分かりやすい。

この肝臓には、二種類の血液が供給される。

肝動脈からくる動脈血と、肝静脈からくる静脈血である。

動脈血には、多量の酸素がふくまれており、肝臓は必要なだけの酸素をそこから取ることができる。

一方、静脈血には栄養素や細菌、古くなった赤血球などがふくまれている。そこから肝臓は、必要とする栄養をもらうと同時に、化学的な処理の対象物である細菌や赤血球を取りださなければならない。

赤血球にふくまれるヘモグロビン（血色素）は、酸素の運び屋であり、肝細胞の化学処理を受けて、ビリルビンに変化する。

胆汁をあの緑色にしているのは、このビリルビンという色素である。

「神秘のビリルビンとグメリン反応」については、すでに膀胱のところで解明ずみである（136頁）。

肝臓はさすがに大臓器だけあり、血液から自分が必要とする栄養素や酵素などを受けとっているだけではない。

さらに、次章の「脳」の燃料ともいうべきグルコース（糖分）や、たん白質、脂肪、各種のビタミン類を、貯蔵しているのが肝臓であり、それらを必要におうじて血液中に放出するのもまた、肝臓である。

食品としてのレバー（肝臓）が高い評価をもつのは、このあたりに理由があるだろう。

生きるために食べるのか、食べるために生きるのか、トルストイのような文学者ならば、そのように設問するだろう。

だが、人間は食べなければ生きられない、というのも自明の理である。

この絶対、不可避な食生活のなかで、ある種の毒が体内に入ってくることもまた、事実なのである。

食品のなかには、たとえ正しく調理されたものでも、いくらかは毒がある。

刺身のワサビや、肉料理のマスタードなどは、消化を助けるというより、食材そのものがもつ毒を消すための薬味なのだ。

酒という名のアルコールも、もし適量であれば古書にいうように、「百薬の長」（『漢書』）であるのだが、時に度をこして「百毒の水」となってしまう。

これまで本書で取りあげてきた各種の薬草たちも、視点を変えれば、正真正銘の毒である。いや、毒は薬、強い毒こそ強い薬なのだ、というべきかも知れない。

仮りにの話だが、食品に紛れて、あるいは誤って飲みこまれて、体内に入った毒が肝臓によって化学的に処理されなければ、どうなるか？

人体の細胞は、それらの毒により、内部から損傷させられるのは、自明の理である。

解毒すなわち、毒物を分解して、無毒なものにするのは、肝臓の機能のなかでも最大のものである。

この興味ぶかいメカニズムを、ここで論じるだけの紙幅のゆとりはないが、現代人の肝臓は、この解毒の機能をフル回転させていることは確かである。

なぜなら、食品の添加物や、食品に残留している農薬は、毒ないし毒にちかい物質である。それらが、これほど大量に人体に流入したことは、人類史上に一度もなかったことだ。

「食は命である」という良心的な主張には、ますます悲観的なムードが漂ってきた。

重さが約1・5kgの肝臓には、いつも約0・6ℓの血液がある。

それは人体の血液全体の約13%にも相当する量である。

「血液タンク」「血液の銀行」という名前をつけてもいい、肝臓なのだ。

そこにはビタミンの「貯金」もある。

蓄えのきかないビタミンCは別として、肝臓には大量のビタミンA・B・D・E・Kなどが貯蔵されている。

良好な健康状態の人であれば、それらの貯蔵量は、Aが数ヵ月分、B12の場合は2〜4年分もあるという。

これらの余剰ビタミンは当然のこと、不足すれば、ただちに肝臓から血中に放出されることになる。

このように考えてくればまさに、肝臓さまさま、ではないか！

③平肝のための薬食

中医学の理解では、機能が、
上にブレた状態を「実《じつ》」といい、
下にブレた状態を「虚《きょ》」ないし「鬱《うつ》」
という。肝の機能がブレ、それを

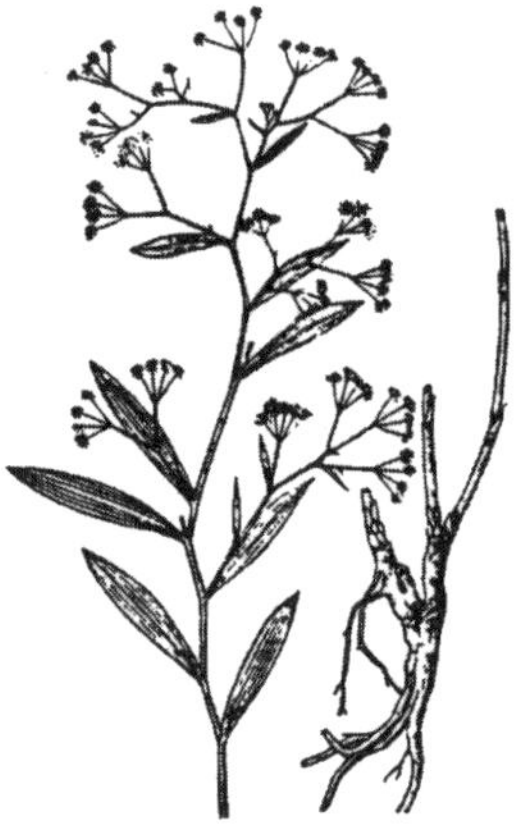

柴胡はミシマサイコの根

ノーマルな状態に回復させることを、
「肝を平らか」にする
という。

さあ、薬草のなかに、
そうした「平肝《へいかん》」を探してみよう。

セリ科のミシマサイコは、日あたりのいい
山野に自生し、夏、小さな傘状の黄色い花を
つける。

その根を水洗いし、日干しにしたものが柴《さい》
胡《こ》である。

人と物とが東海道を行きかった江戸時代、旅人たちは三島（静岡県）でこの薬材を買い求めたという。

歓楽街もあった三島の薬材問屋で売られていた柴胡は、伊豆地方の野や山に火をはなち、山焼きをしてから掘り出したものだったという。

ミシマ柴胡もそうであるが、アサクサ海苔も、テンシン甘栗も、生産地というよりはむしろ、集散地ないし消費地の名前を冠したものであろう。そのほうが通りがよかったのだ。

その柴胡の効能であるが、主として肝を疎し、鬱を解き、熱を退かせるほか、胆石の排出（178頁参照）にも処方される。

『本草綱目』では、

「（柴胡は）山中に生じるもので、
嫩《わか》いときは茹《ゆ》でて食べ、
老いれば採って柴《しば》にする。
故に、苗には山菜などの名称があり、
根には柴胡なる名がある……
時珍いわく……いわゆる五労とは
病が五臓にあるもので、
もし労が肝、胆、心などにあり、
熱があれば、柴胡は手足の厥陰《けついん》、
少陽《しょうよう》の薬だから、
必ず用いるべき薬である」

という。

さすがに「破天荒」の書だけあり、医学や薬学の専門知識だけでなく、柴胡という名前の由来など、じつに興味ぶかい内容である。

ゴミシ（五味子）という、変わった名前がある。五行の思想や色体表については既述した。肝でいえば、五行は木《もく》（40頁）、五味は酸《さん》（243頁）、である。

それ以外の四つにも、行や味などがある。

ところがである、モクレン科のチョウセンゴミシは、肝の酸《さん》（すっぱい）をはじめ、苦《く》（にがい）・甘《かん》（あまい）・辛《しん》（からい）・鹹《かん》（しょっぱい）の5つの味を備えているというのだ。

このチョウセンゴミシであるが、北海道や本州の北部に自生し、秋、赤いブドウのような実をつける。

その完熟した実を日干しにしたものが、ゴミシ（五味子）というわけだ。

咳を止め、汗を止めるという収斂の薬効をもつ。

五味子をホワイトリカーにつければ、疲労回復や滋養強壮の薬酒となる。

ウコギ科のサンシチソウは、中国の西南部の山野に自生し、いまでは栽培もされるようになった。

その根を干したものが田七《でんしち》（別名、三七、田三七）である。

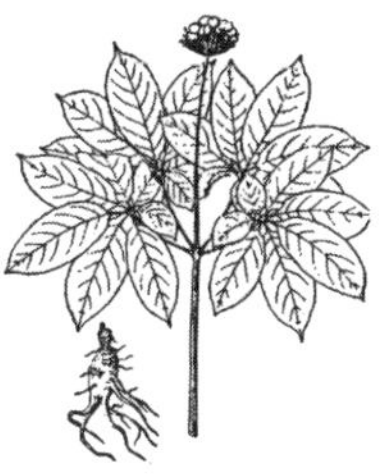

田七はサンシチソウの根

ニンジン（96頁）と同じくウコギ科の田七の薬効は、強壮のほか、驚異的な止血が有名だ。

李時珍は16世紀の人間であるが、『本草綱目』で、

「この薬（田七）は近頃はじめて
世のなかに現われたもので、
南の番地の者は戦場での
金瘡《きんそう》（刀や鉄砲による傷）の要薬
として用い、奇効があるという……

血を止め、血を散じ、痛を鎮める」

と、絶賛している。

広東や広西では、止血のためによく用いられる田七が、中国北方で「認知」されるようになったのは、明代である。

サンシチソウの花は三七花《さんしちか》で、お茶として飲めば、肝を平らかにし、目を明るくし、血圧を下げる効果がある。

その葉は三七葉《さんしちよう》であり、根の田七と同じように、止血や消腫の効能がある。

すなわちサンシチソウは上から下まで、葉や花から根まで全部、これ薬草なのである。

エピソードを一つ。

「鉄砲も槍も恐くない」というニックネームをもつ薬に、雲南白薬《うんなんびゃくやく》がある。

文字どおり、雲南など中国の西南部の特産で、白ないし灰色をした粉末の薬である。

主たる原材料は言うまでもなく、田七である。

ベトナム戦争（1954〜75年）の時期、中国からベトナムに向けて大量の雲南白薬が提供された。

当時、世界最強とされたアメリカ軍を打ち負かしたのは、ホー・チ・ミンを指導者とするベトナム人民である。

その陰に、田七すなわち雲南白薬があったことは、世界の医薬学史上にしっかりと刻まれるであろう。

ちなみにホー・チ・ミンさんは漢詩をものするほどのインテリだった。

ついでに個人的な、お話。

筆者の旅行トランクには、手のひら大の小さな、赤いリュックが入っている。

赤玉（富山の薬）やバッファリン、バンドエイトのほか、雲南白薬の小瓶が常備されている。

灰白色の粉末のなかに一粒、赤い小さな「保険子」が入っている。この赤い一粒は、重症な出血のときなどの救急薬である。自分自身が2回、中国の奥地でのハプニングで、雲南白薬により救われたことがある。

　奥地のついでに、辺境の話題である。

　平均の標高が4000m級という青海省の高原や、さらに高いチベットで、アンテロープ（羚羊）に出くわすと、思わず心がなごむ。

　それというのも、肩までの約1m、体重が約60kgという動物が、ある種の愛嬌ある仕草をしてくれるからだ。

　その仕草というのは、頭にある40cmという角を左右にゆらしながら、こちらを見ているからだ。

　「鹿なるものは同類が団結して、
　角で外を囲うようにして
　自己を防衛する。
　羚《れい》なるものは独り棲み、
　角と木上に懸けて、害を遠ざける。
　いかにも霊なるものだ……
　目を明らかにし、気を益し、
　肝を平らかにし、筋を舒《の》ばし、
　風を定め、魂を安んじる」

とは、李時珍である。

　中国の薬学書のバイブル『本草綱目』にこう書かれたのは、アンテロープ（カモシカの1種）にとっては不幸だったようだ。

　その角を、羚羊角《れいようかく》といい、解熱や沈静、鎮

攣の良薬として有名である。

その肉もまた、高地の人たちが好食するものである。

近年の乱獲がたたり、羚羊の個体数が激減しているという中国発のニュースに、心を痛めているのは筆者ひとりではないだろう。

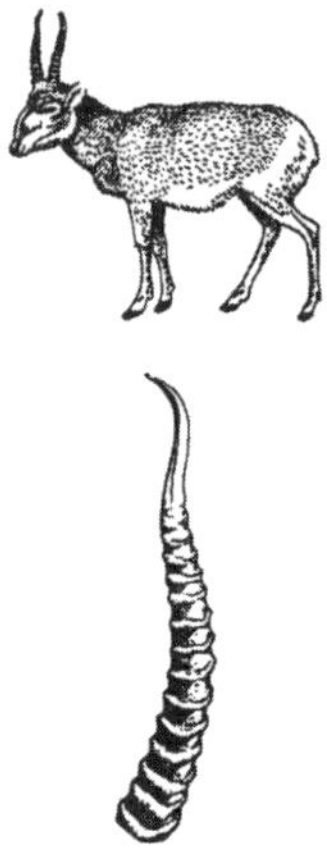

羚羊角は
アンテロープの角

肝炎は、日本の厚生労働省の難病プロジェクトに指定されている。最近のC型肝炎をめぐる裁判をみても明らかなように、その対策には高いハードルがあるようだ。

西洋医学の発想では、病気はどこまでも分類されていく。

小児なのか、婦人なのか、一般なのか。消化器なのか、血液なのか、免疫なのか。ウイルスなどの感染か、化学物質などの中毒性か。

結果的には、病気の総数は十数万とも、数十万ともされ、思うに、医者自身が覚えきれないのでは、と素人が心配するほどだ。

中医学の発想では、マス目がずっと粗い。

病気になる原因を、外界からくる外因と、体内からくる内因の2つに分ける。

病気は、その属性が陰か陽か、寒か熱か、その部位は表か裏か人体の反応は虚か実か、それだけである。

ただの8タイプであり、この分類の方法を、八綱弁証《はっこうべんしょう》という。

陰のタイプを「陰証」と、虚タイプの反応を「虚証」という。

その分類の根拠となる診断が、109頁でのべた四診である。

肝炎について中医学では、肝の気が欝ぎ、肝の火が上炎し、黄疸や腹脹が現われるので、肝を疎して、熱を清めると同時に、肝と関係ある脾にも配慮する。

具体的な処方は、本人の体質の強弱やタイプ、病気がどのステップにあるかなどを熟慮しなければならない。

例えば、肝炎によく用いられる大柴胡湯である。

それは患者がもともと強い体質であり、黄疸やだるさ、食欲不振のほか、口の渇き、心下部からわき腹にかけて苦満感がある場合に、よく適応する。

柴胡など8種類の生薬からなる大柴胡湯は、三世紀、漢代からの処方であり、二千年ちかい歴史がある。

肝炎によく効くとされながら、日本に輸入できないのが片子癀《へんしこう》である。

知る人ぞ知るという肝炎の名薬が、個人の

利用は別として、商品として中国から輸入できないのは､その成分に「問題」があるからだ。

主な成分に、165頁で紹介した田七のほか、麝香《じゃこう》、牛黄《ごおう》、蛇胆《じゃたん》など動物性の生薬が含まれるからである。

当時の厚生省に問い合わせたところ、輸入が不許可の理由は2つあった。

一は、ワシントン条約に抵触する可能性あり、二は、日本での試験データがないから、というものだった。

確かに人類は、地球を荒しすぎたし、汚しすぎたので、動植物は保護されなければならないし、遺跡は大切にしなければならない。

どうやら、人間の病気治療と、動物性の薬物の間には、かなり高いハードルがあるようだ。

福建省にある片子癀の工場は、ガードが固く、銘酒の茅台酒と同様、取材などはご法度である。

同時に、相談できないことのない中国、でもある。

極秘裏に、片子癀の工場に入れてもらったのは、1993年夏のことだった。

北京で、薬学の専門家と雑談をしている時のことだった。

片子癀の話の前後に、「あれほど高価ではないですが、五羚丹《ウーリンタン》も、肝炎にはよく効きますよ」とのことだった。

さっそく薬局で買いもとめて、効能書きを

みた。

その成分は、羚羊角と五味子など3種類であり、慢性肝炎を主治する、とあった。

セロリに再度、登場してもらう。

「膀胱」の140頁にあるように、地中海あたりの原産である**セロリ**は、長~い旅をして、日本に来たのだった。

いまの食卓にのぼる**レタス**は改良されて、原種ほどは香気もなく、薬効もないという。

それでも乾燥した畑に植えると、薬効などを回復するとか。

肝に鬱《ふさ》いだ熱を清め、肝を平らかにしてくれる。

緑色の野菜の代表格である**ピーマン**もまた、肝を平らかにし、胃を和ますという効能がある。

ビタミンDの含有量が多いことで知られるピーマンに、あまり知られていない歴史エピソードがある。

それはピーマンがアメリカ原産であり、コロンブスによってヨーロッパにもたらされたこと、日本には1542年、ポルトガル人の宣教師によって移入されたこと、などである。

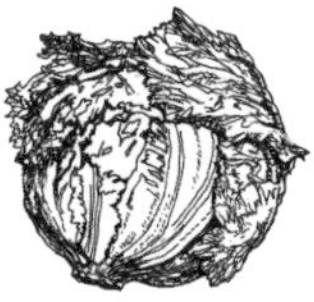

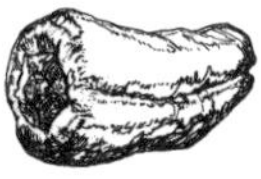

Column

アラブ伝統医学 ユナニのもつ歴史性

ユナニ医学は、日本人にとって、インド医学のアーユルベーダより、もっと距離感があるだろう。

インドの西、地中海までの間に、広大なアラブ世界があるのに、多くの日本人の場合、あまり実感がないのである。そこは東洋と西洋の間にあたり、いわば「中洋」なのである。

ユナニとは、アラビア語で「ギリシア風」を意味する。このあたりに、ユナニの出自もある。

ムハンマド（マホメット、632年没）は、聖徳太子とほぼ同世代の人物である。

彼の「コーランは最良の医薬である」は、けだし名言である。

イスラム教の布教と「西征」をへて、アラビア世界は拡大し、9世紀のバクダッドは、唐の長安とならび世界最大の都市となった。

アラブ世界の指導者はカリフである。

歴代のカリフは、王者としての享楽をつくす反面、ギリシアの諸学を移入することにも熱心だった。

「知恵の館」を建て、大がかりな翻訳事業を展開したのである。ヒポクラテスの医学も、ユークリッドの幾

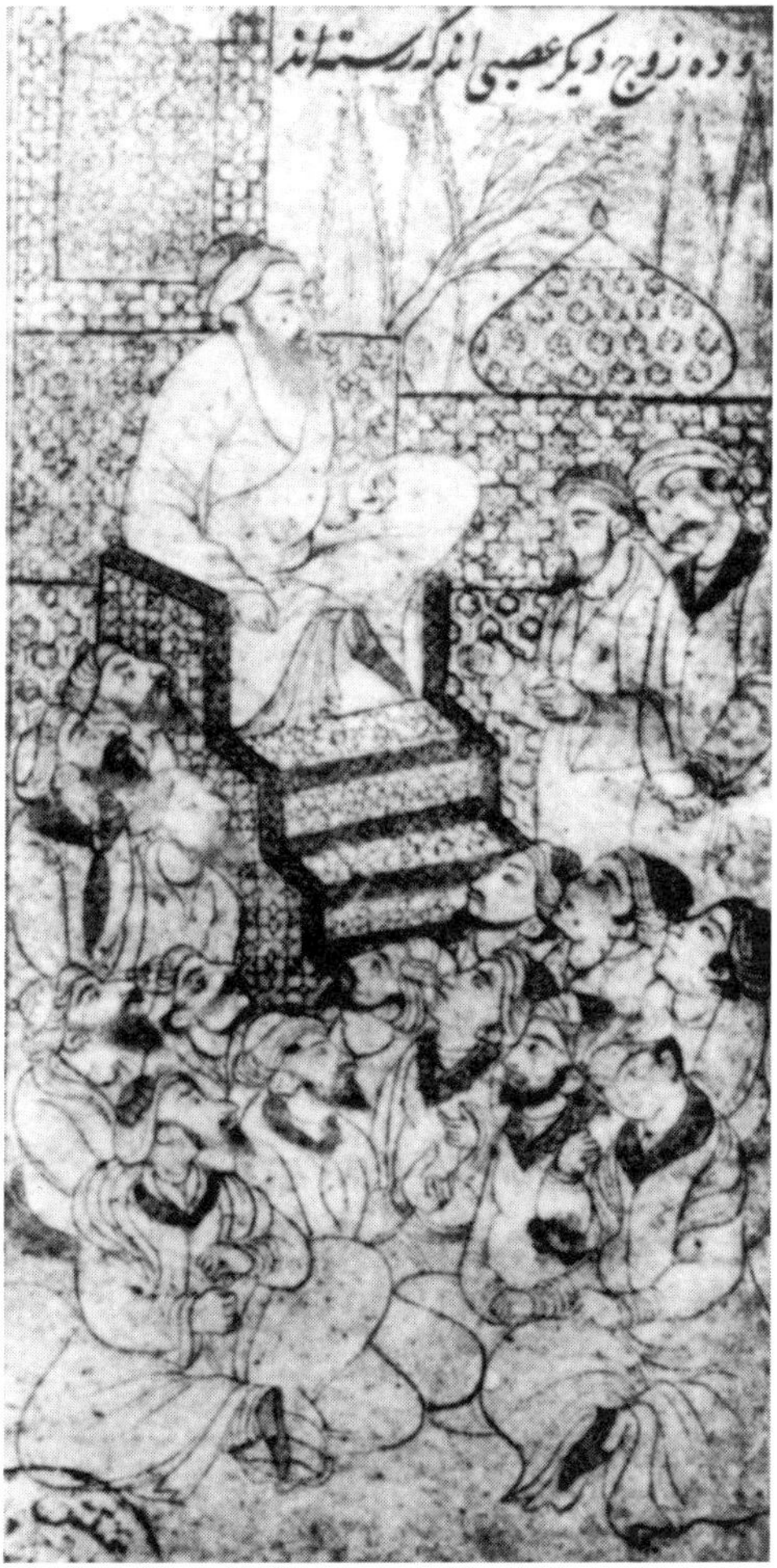

医学を講じるイブンシーナ

何学も、すべてアラビア語に訳された。

ユナニ医学の基本理論に、火・気・水・土という４元素説がある。人間をふくむ宇宙は、この４つの元素から成り立っている、とする。

これは実は、ギリシア医学の４体液（血液・粘液・黄胆汁・黒胆汁）説をベースとしている。まさにギリシア風（ユナニ）なのである。

日本の江戸期に文化の熟成があったように、10世紀以降、ユナニ世界では、『医学大全』のラージー（925年没）、『医学典範』のイブンシーナー（1037年没）らが輩出した。

いずれも医薬学の大家であり、その専門書だが、ここでは深入りはしない。

　どうしても紹介したいのは、アラブ文学「大輪の奇花」とされる『アラビアンナイト』、すなわち『千夜一夜物語』中のユナニ関連の部分である。

　アラジンの魔法のランプや、盗賊アリババのこと、「開け、ゴマ！」のことは、どこの国の少年少女でも知っているだろう。

　ユナニ医学に関係した部分は、第４３７話から４６２話にかけて、女奴隷のタワッズドが大司教のブレインたちを論破するくだりである。

　大学者「人体がどうしてできたかを、教えていただこう、脈の数なども」

　大学者「病を起こさぬ食物とは？」

　大学者「交会（セックス）について、お考えは？」

など意地悪い質問に対し、美貌のタワッズドは、立て板に水とばかりに、医学的に正しい回答をして、老学者どもを黙らせしてしまう。

まことに痛快である。

　末尾になったが、ひと言。

　キリスト教の欧州は、イスラム教のアラブ世界に感謝すべし、というのが筆者の考えである。

　なぜなら、魔女狩りが横行した暗黒のヨーロッパ中世、そこにはギリシア以来の人類の知恵を伝承する余地はなかった。

　アラビア語に翻訳された叡智の内容が、ルネサンス以後に、欧州へ還流したという歴史的事実があるからである。

第10章

健脳

「脳」を健やかに

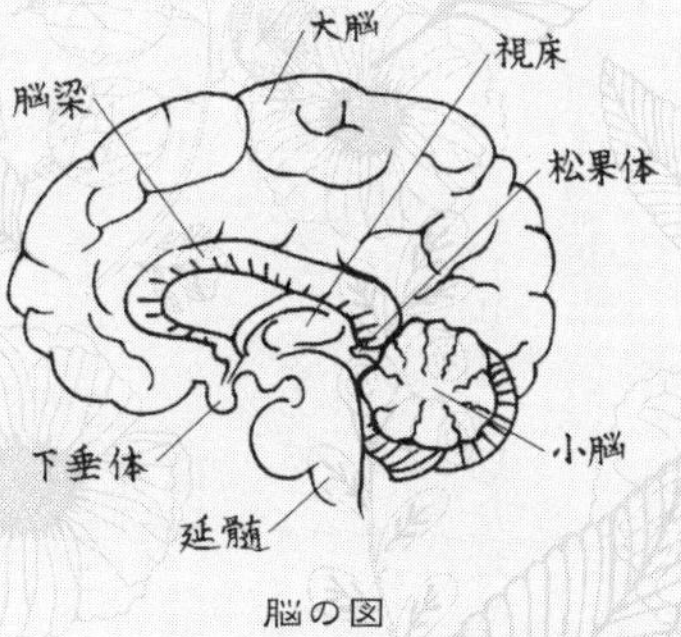

脳の図

① 脳は髄の海

脳の誕生について、これまでもよく引用してきた中医学のバイブル『霊枢《れいすう》』は、

「人の生が始まるのは、まず精がなり、精がなれば脳髄を生じる」（経脈篇）

と記している。

ここでいう精とは、すでに「腎」で論じたように（146頁）、「先天の精」のことであり、それは両親から受けついだものである。

より具体的にいうならば、陰陽（男女）の交合により、子宮のなかで受精（胎）が行なわれた瞬間のことである。

『霊枢』がいう「人の生が始まる」とは、そのことであり、「精がなった」と表現している。脳髄《のうずい》がその時点から生じるかどうか、これは議論のあるところだろう。ただ、それから細胞分裂がくり返され、やがて新たな生命、すなわち新たな固体が発生する。

そうした文脈で考えるならば、『霊枢』の書き方は正しいとも言えよう。

チベットには、きわめて独創的な医薬学の

体系がある。

地政学的な環境からか、それはインドと中国との影響を受けると同時に、世界の屋根ヒマラヤに大きく咲いた特異な民族医学である。

そのチベット医学ではとうの昔に、ヒトの受胎から誕生までが十月十日であるとし、それを週単位で図解した作品がある。

「第20週、骨と髄を形成する」
「第26週、記憶を開始する」（タンカ5）

という部分に注目したい。

全部で80枚のタンカ（絵）からなる『四部医典タンカ全集』（平河出版社、１９９２年）は、約70冊ある拙訳のなかでも難物中の難物だった。

その原典ともいうべき『四部医典』（ギュー・シ）は、チベット医学の聖典である。

脳のことに、話をもどそう。

古代の中国人やチベット人の観察によれば、脳と髄（脊髄）はほとんど一体である。

いまでいう髄質も、当然、そこに含まれるだろう。

彼らの理解をつづめて表現するならば、

「髄とは、腎のなかに貯蔵されている精が変化したものであり、脳はその海である」

ということだ。

解剖学者ならずとも、偶然に、あるいは運よく、背骨から頭蓋骨へのつながり方や、白っぽい脳をみたことのある者は、中医学の脳についての記述には、十分に納得するのではないか。

ただ、脳に関する中医学の記述がとてもすくないことは事実である。その理由として、2つのことが考えられる。

第1は、海にたとえられる脳であるが、それは腎や心という五臓とは異なり、また胃や大腸という六腑とも違っている。

すなわち、**明らかな形状をなさない**のである。しかも、生命がその活動を停止した後、その他の臓器にくらべ、脳は急速に形状を失っていく。

第2は、次項でも論じることだが、脳は人体にあってまだまだ**「未開地」**であり、**今後の「新発見」を秘めた場所**だからである。

ここでは、脳と「心」（第5章）および「神」の関係をすこし考えてみたい。

「君主の官」である心は、五臓六腑のなかでも最上位に君臨している。

『素問《そもん》』がいう「心は神を蔵する」とは、その心の作用について述べたものだ。

ここでいう神《しん》は、宗教でいう神《かみ》ではない。

中医学でいう神には、2つの意味がある。

第1は広義のもので、

表情や動作などの現われた

生命活動の状態

を意味する。

それは他人からも観察できるし、判断できることだ。生理的な活動や、病的な変化なども、ここに含まれる。

現代の中国語でも、元気よく、気合いの入っていることを、「有神!」（神がある）と表現する。

第2は狭義のもので、

知覚・意識・思考などを指し、

それらは心のコントロール下にあってこそ正しく行なわれる、

と古人は強調している。

われら現代人としては、中医学でいう心の作用としての神と、その一部を、脳および中枢神経の機能として理解したいところだ。『素問』や『霊枢』の著者からは、きっと叱られてしまうだろう、そんな言辞は。

だがしかし、かのパブロフが大脳の生理学的な研究に着手したのは、19世紀の後半のことである。

彼のイヌの実験は有名である。

ベルを合図にして、イヌに食事をあたえる。それが習慣になると、ベルの音を聞いただけで、イヌの胃は活動を開始するのである。それは当然、脳の作用によるものだ。

ノーベル医学生理学賞に輝いたのは1904年のこと。

時代はすでに21世紀となったが、人間は、自分の思考や意識の中枢となっている脳のことを、必要かつ十分に知っているのだろうか？

その答えはたぶん、ノーである。

すでに二千年以上の昔、古代の中国人は「心は神の舎るところ」と観てとり、精・気・神こそが人間にとって3つの宝、すなわち「三宝」であると高く評価した。

それらの主張には、いくらか無理があり、判然としない部分もあることは確かだ。

しかし、この人体という精妙かつ複雑な有機体を、深く、体系的に理解しようとした努力に対し、現代人はある程度の敬意をはらってもいいだろう。

② 未知の部分も

現代の生物学によれば、

脳とは、大脳・小脳・脳幹、脊髄をあわせた中枢神経、そこから全身へとのびる末梢神経などからなる。

そう定義している。

大脳だけでも、140億という脳細胞（神経細胞）があり、脳全体としては1000億もの神経細胞があるという。

このように脳は、神経細胞の一大システムなのである。この脳細胞の数は、増減することなく、生まれたときから同じである。赤ん坊の頭はだから大きい。

大脳は、脳全体の重さの80％を占める。その表面の大脳皮質は、神経細胞の集合体であり、内部の大脳髄質は神経線維の束である。

体内外のあらゆる情報は、全身に張りめぐらされた神経をつうじて、この大脳皮質に集まってくる。

その伝達のスピードであるが、ズキズキした痛みならば時速にして数km、坐骨神経からのものであれば時速400km以上である。

それらを感受し、記憶し、判断して、それに基づいた指令をだすのが、ここ大脳皮質なのである。それはよくコンピュータのCPU（中央制御装置）にたとえられる。

小脳は、大脳の8分の1ほどの大きさだ。

大脳からの大まかな指令を、小さな、具体的な信号に変える。

小脳の別名は「生命の樹」であり、姿勢を正しく保つ作用もしている。

脳幹は、大脳と小脳とのあいだにあり、あらゆる情報がそこを通過する。

脳幹の別名は「体の知恵」であり、心臓や肺など、われらの意識と無関係に活動している臓器を管理する。

脊髄や末梢神経などのことは、ここでは省略しよう。

それにしても、脳はぜいたくである。

まずは髪の毛が、そこを保護するために覆っている。

その下には、頭皮・頭骨・クモ膜・クモ膜下・脳脊髄液・脳硬膜とつづき、ようやく大脳皮質の出番である。

血液の流れにしても、同様である。

1分間に、脳のなかを約７５００㏄もの血液が流れる。それは全身の総血液の20％に相当する量だ。

ところが、脳それ自体の重さは体重のわずか2％にすぎないのである。

脳がいかに酸素と栄養を必要としているか、これで理解できるというものだ。

大脳は、左右が対称になっている。

言語中枢が左脳（左半球）にあることを発見したのは、フランスの外科医Ｐ・ブローカである。１８６１年のことだった。それは失語症の患者を観察するなかでの出来事だった。

この左脳は理論的な思考や、情報の処理を担当しており、言語脳とよぶこともある。

イメージ脳とよばれるのは右脳である。

直感や芸術的なひらめきが発生するのは、こちらの右半球でのことだ。

延髄《えんずい》の部分で、皮膚の触覚や全身の運動などの情報を伝える神経がクロスしているのも、不思議といえば不思議だ。

その結果、脳から下りてきた神経は、それぞれ逆の方向へと向かっているのだ。

このため人体の感覚や運動は、左脳が右半身を、右脳が左半身を、それぞれ支配することとなる。

脳は、これまで述べてきたように、一番ぜいたくな器官である。

それゆえに、ちょっとした異変があっても、脳には、大きな影響がでてしまう。

脂肪や血液の小さな固まりが脳動脈をふさいだり（脳塞栓）、脳動脈そのものが硬化して血栓ができたりすれば（脳血栓）、たちどころに異変が現われる。手足がしびれたり、半身がマヒしてしまう。

さらに、脳動脈にできたコブが破れたり（クモ膜下出血）、脳動脈の壁が破れたりすれば（脳内出血）、半身ないし全身がマヒしたり、昏睡におちいってしまう。


幸いなことに、外科手術が発達した今日、一定の時間内で処置をすれば、脳内のこうした「事故」から生命の危機にいたることは少なくなったとされる。

歴史的にみれば、脳について解明されたこともかなりある。

例えば、脳の容量は、古代人から現代人にいたるまでの間に、ずいぶんと増加した。

脳の容量は、現代の成人の平均で１５００ccであるが、約50万年前の北京原人は１０００ccで、約１５０万年前のアウストラロピテクスは５５０ccにすぎない。

人類の脳は、肥大の一途をたどっているのだ。

それを個別にみたデータもまた興味ぶかいものがある。いずれも有名人だが、

ドイツの宰相ビスマルクは１８０７g、ロシアの文学者ツルゲーネフは２０１２g、日本の夏目瀬石は１４０５g、フランスの作家A・フランスは１０１７gだった。フランスはノーベル文学賞に輝いた人である。

これだけの例からみると、脳の重量と質（知能）は必ずしも一致しないようだ。

よく耳にすることに、脳のシワが多ければ頭がいい、というものがある。

左右の大脳には確かに、多くのシワがあり、それを広げた表面積は２３００㎠もある。これは新聞紙を大きくひろげただけの面積に相当する。

しかも、ネズミやウサギの脳にはシワなど無いこともまた事実なのだ。

ところが、イルカの脳のシワはヒトの比ではなく、ずっと多いのだ！

ここでは、「脳のシワ説」はやはり、俗耳にいりやすい一説としておく。

脳波を、ウサギを用いて、最初に実験したのは、イギリスの生理学者R・ケイトンである。

それが医学界に発表されたのが１８７５年であるが、その後の15年間、だれもそれを信

じず、無視しつづけたのだった。

脳波の研究が軌道にのったのは20世紀になってからのことだ。

現在では、精神の活動や意識の状態により、脳波には一定のパターンがあることは常識となった。

大まかにいえば、α《アルファー》波はリラックス、β《ベータ》波は緊張、θ《シータ》波は浅い眠り、δ《デルタ》波は深い眠り、をそれぞれ表わしている。

座禅やヨーガ、気功などをしている場合の脳波も、しだいに解明されてきた。

ところがである、動物がもつ3つの本能のうちの1つ、睡眠、それはじつは脳の休息のことなのだが、不思議なことがすくなくない。

睡眠時間が、ナポレオンや周恩来のように、また最近では日野原重明さん（明治44年生）のように、3時間でいいという人がいる。

その一方で、10時間の惰眠をむさぼっても、まだ足りないという者もいる。

脳は、じつに不可思議な存在だ。

③健脳のための薬食

これまでの五臓六腑をふり返ると、肺は「清める」、胃は「壮んに」、腸は「通す」、脾は「育てる」、心は「安らかに」、膀胱は「利す」、腎は「養う」、胆も「壮んに」、肝は「平らか」

だった。

それぞれの臓腑の機能をより正常にし、さらに作用をハイレベルにする時、あるきまった動詞が用いられていた。

脳の場合は、健《すこ》やか、安める、である。短くいえば、健脳《けんのう》となる。

健脳にはいる前に、日本の病相のことを概略したい。

２つだけという乱暴な言い方になるが、日本人を悩ませた病気は、かつては結核と脳卒中であり、いまはガンと心臓病であろう。

結核が「国民病」であった時代、心臓病やガンはもちろん脅威ではあったが、そのレベルは低かったようだ。

こうした日本社会における病相、すなわち病気のあり方の変化は、その背景に、生活や環境など複雑な要因があるのだろう。

脳卒中は、かなり医療専門家的な言い方で、一般には中風《ちゅうふう》と呼ばれていたはずだ。

風（の邪）に中《あ》る、である。

風は空気の変動であり、自然界にはありきたりの現象だ。

大風は困るが、ほどよく吹いてくれれば、なんと心地よいことか！

その自然の風が、われらの健康に影響をあたえるレベルになると、それは「風の邪」である。

風邪（カゼ）というのは日本語であり、なかなかの傑作だ。

中風は中国語であり、古代の医学の専門用語である。

「風の邪に中った」結果としての病気なのである。

同じような用例は、中暑《ちゅうしょ》である。

暑気あたり（中）のことだ。

これを西洋医学のほうでは、熱中症という。

中という漢字には、「まん中」という意味と、「中」（当る）という2つの意味がある。後者は、「命中」がそれである。

ついでに言えば、「病気」もまた日本語である。「病気」という中国語はなく、それに相当する中国語は「病《ビン》」である。

「病んだ気」「気が病んだ」ことを、病気と表現した古代の日本人は、なかなかの知恵者だったようだ。

閑話休題。

中風である。

この病気は突如として襲いくる、というイメージだが、中医学では、すでに痰湿という病因があったと考える。

かねて食事の不摂生や情緒の不安定が引き金となり、腎や脾の機能に影響をあたえ、水質の代謝に障害ができて生じたのが痰や湿である、と。

その痰や湿が、気の流れる経絡を横ぎり、清竅（耳や目、口などのこと）を塞いでしまう。

その結果として、突然に倒れてしまい、口はきけず、手や足もマヒしてしまう、と。

西洋医学でいうところの脳血管障害である。

頭部の痰湿、すなわち中風に用いられる処方を、2つあげる。

・**安宮牛黄丸《あんきゅうごおうがん》**

主な成分は、牛黄・犀角《さいかく》・麝香《じゃこう》・珍珠《ちんじゅ》・黄連《おうれん》・鬱金《うこん》など

・**牛黄清心丸《ごおうせいしんがん》**

主な成分は、牛黄・羚羊角《わいようかく》・広角《こうかく》・麝香・山薬《さんやく》・人参《にんじん》・白朮《びゃくじゅつ》・当帰《とうき》・白芍《びゃくしゃく》など

ここに共通しているのは、牛黄《ごおう》すなわち、ウシの胆嚢や胆管のなかにできた結石である。

ウシにとっては病気である石が、人間を起死回生させる妙薬となっている。

しかもこの牛黄は、すでに仏典のなかに記されており、インド伝統医学のアーユルヴェーダでも時に用いられていたのだ。

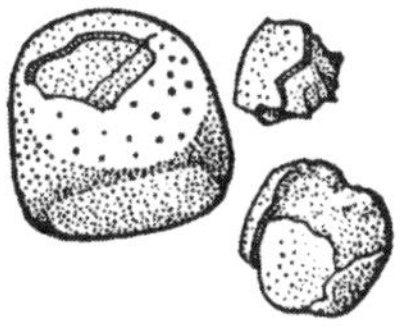

牛黄はウシの胆嚢にできた結石

牛黄の薬効を、中医薬学では、痰を化《か》し、心を清め、胆を利し、驚を鎮める、などとしている。

牛黄の主成分は目下「不明」とされている。

「（牛黄は）牛の胆中から取るもので、それを百日間にわたり陰干しをし、燥かしめる。日と月の光を見せしめてはならぬ……薬物として高価なること、これ以上のものはない……肝に入って筋病を治す。およそ中風が臓に入ったものには、必ず牛黄、脳、麝を用いる。骨髄に入り、肌膚に造ってそれで風を引き出すものだ……久しく服すれば、身を軽くし、天年を増し、人をして忘れざらしめる。魂を安んじ魄を定め、邪魅《じゃみ》を辟《しりぞ》け精神を定め、熱を除き……悪気を辟け、百病を除く」という李時珍である。

『本草綱目』では、牛黄をまさに絶賛している。

惜しむらくは、すでに206頁でのべたような理由で、安宮牛黄丸や牛黄清心丸は、商品として、日本への輸入は許されない。

つぎは「安神」薬である。

心配の反対の安心ではなく、神を安めることだ。

第五章で「心」のことは詳しく触れた。

脳とも密接な関係にある心には、人体を温める作用があり、それを心火という。

心の五行は火である。

この心火には1つの特徴があり、感情（七情）の高ぶりにつれて、燃えあがることだ。

そうなったものを、「心火の亢進《こうしん》」という。

心火が亢進すると、「心に舎《やど》っている神」が不安定になり、動悸や不眠、耳なり、目まいなどの症状が現われる。

倦怠や健忘なども、その典型的な症状である。

これには「安神薬」が必要だ。

・**安神補心丸《あんしんほしんがん》**

主な成分は、墨旱蓮《ぼくかんれん》・紫丹参《したんじん》・五味子《ごみし》・女貞子《じょていし》・合歓皮《ごうかんひ》・夜交藤《やこうとう》・珍珠母《ちんじゅぼ》など

・**朱砂安神丸《しゅさあんしんかん》**

主な成分は、朱砂《しゅさ》・黄連《おうれん》・龍歯《りゅうし》・当帰《とうき》・酸棗仁《さんそうにん》・熟地黄《じゅくじおう》など

合歓皮は、マメ科のネムノキの樹皮である。

夜交藤はすでに登場した（116頁）。

それ以外のほとんどは、鉱物性であり、動物性だ。

朱砂は天然に産する硫化水銀であり、龍歯は古代のゾウやウシの歯の化石である。

いかにも、オドロオドロしいものばかりだ。

人類にとり「最後の未開地」である脳には、どうやら植物性の薬物と同時に、いやそれ以上に動物性や鉱物性の薬物のほうが、薬効が期待できそうだ。

水銀は、常温で液体という唯一の金属であ

り、不思議な存在だ。

　強い滅菌の作用があり、古代文明の時代から用いられてきたことは有名だ。

　日本では惜しいことに、水俣病という痛ましい経験があり、朱砂には水銀が含まれるという理由で、朱砂安神丸などの輸入や販売は禁止されている。

　赤チン（正しくは、マーキュロクロム液）も、同様の運命をたどった。

　たしかに赤チンには、わずかに有機水銀が含まれるが、20世紀の初頭から世界中の家庭薬として愛用されてきた。

　日本では1973年ころ製造が中止された

ままだ。一部の愛好家はわざわざ外国製の赤チンを個人輸入して、自分の家の薬箱に入れている。

「あつものに懲りて、なますを吹く」とは、失敗や事故にこりて、過剰な防衛をするという、愚かさを指摘し、戒めたものである。

　出典はなんと、いまから二千数百年の昔、楚《そ》（いまの湖南省あたり）の王族であり、詩人の屈原《くつげん》の作『楚辞《そじ》』である。

　人間がほんとうの意味で、賢くなるには、脳しだいなのだが、気も遠くなるような時間がいるようだ。

　北京の同仁堂といえば、中国広しといえど

も、ナンバーワンの薬屋さんである。

北京の大柵欄《だいさくらん》街には、いかにも中国風な店構えの本店がある。

そこへは本屋と同様に、用があってもなくても、つい足が向いてしまう。

「健脳の、何か、いい薬ありませんか？」と聞いたことがある。

白衣の店員さんがガラスケースのなかから取り出したのは、自社製の「健脳洋参王漿《チェンナオヤンシェンワンチアン》」だった。

・健脳洋参王漿

その主成分は、薬名になっている洋参《ようじん》と王漿《おうしょう》のほか、何首烏《かしゅう》、蓮子《れんし》

カプセルいりの錠剤で、外見は西洋薬のようだが、処方は伝統的、中国的なものだ。

洋参は、人参（97頁）の仲間で、ウコギ科のアメリカニンジンだ。

それは北米の原産である。

王漿はロイヤルゼリーのこと。

何首烏もすでに紹介ずみである。

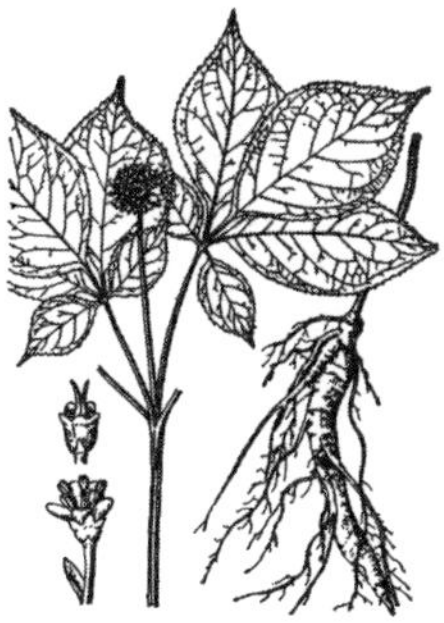

洋参は
アメリカニンジンの根

蓮子は、ハスの実であるが、紹介は本書の最後にゆずる。

それにしても、「脳の使いすぎ、不眠、健忘、性機能減退などに適応」（健脳洋参王漿の「能書き」より）に、わざわざアメリカ産ニンジンが処方されていて、面白い。

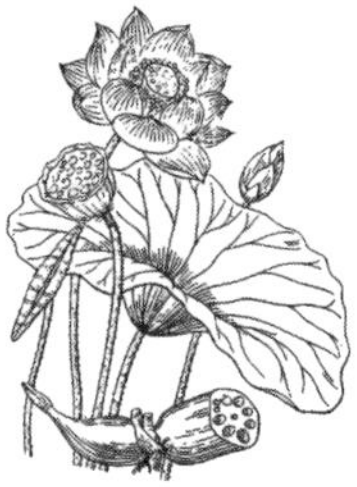

蓮子とはハスの実のこと
蓮はハス科ハス属

最後には、

日常の生活のなかの「健脳」である。

ニンジン（朝鮮、高麗）が、脳をふくむ全身によさそうなことは、想像できる。ロイヤルゼリーにしても同様だ。

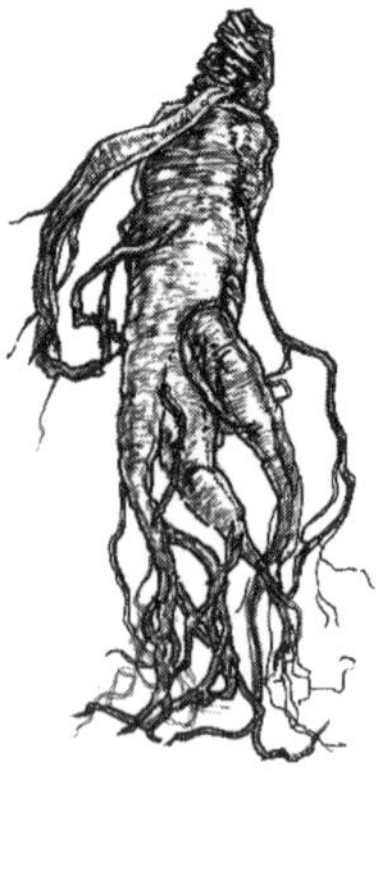

ここでは、蓮をやや集中的に取りあげる。

ハス（蓮）の実が、蓮子である。

夏に、大きく、また芳香をはなつ蓮の花には、熱狂的なファンがいる。

その開花は日の出とともにで、早起きをしなければばならない。

その花は3日半の命で、あの大きな花びらも4日目には散りつくす。

その後、花のなかの花托の雌蕊《めしべ》だった部分が、膨らみはじめる。

最初のうちは竹色だが、やがて濃い緑色になり、20日もすると焦茶色となる。

これが蓮子、すなわち蓮の実である。


実の皮はかなり固く、翌年も、自力では発芽しにくいほどだ。蓮の実が落ちた環境が、微生物がすくなかったりすると（泥炭層など）、数百年から2000年くらいは、仮死状態ながら生命を維持する。

日本で有名な大賀蓮は、その例である。

「花の君子、蓮」と激賞したのは、11世紀、北宋の儒学者・周敦頤《しゅうとんい》（周茂叔）である。その「愛蓮の説」は、蓮の魅力を詠んだ古今の絶唱であろう。

花を愛でるのは、ある程度の余裕があってのことだ。

人間がまずハスに目をつけたのは、第一に、栄養をもつ部分である。

レンコン（蓮根）だ。

これは日本語の間違いで、あれは根ではなく、地下にのびた茎である。

第二は、蓮の実である。

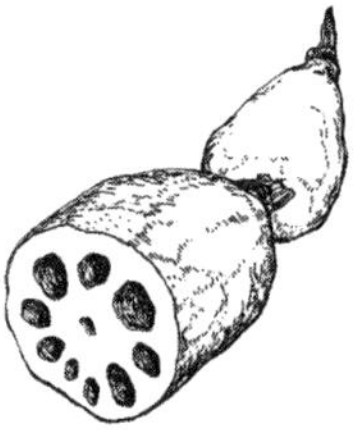

唐代（7〜10世紀）、中国ではすでに、蓮子（蓮の実）を採ることを目的とし、蓮を栽培していた。南部にある江西省の広昌《こうしょう》などがそれで、現在もなお、蓮子の産地として全国的な知名度がある。

いくらか山間地ではあるが、車で走ること約1時間、両側に蓮の田んぼが広がり、見渡すかぎり蓮の花が咲いているのは、まさに筆舌に尽くしがたい光景である。

そこで生産された蓮の実はじつは、もう日本人の口に入っている。

さて、蓮の各部位の効用であるが、

蓮の花は、開花前に採集し、干して茶として服《の》めば、心を鎮める。

蓮の茎は、採集し、トゲを去り、その煮汁は、熱を清め、暑を消し、毒を解く。

蓮の葉は、生であれ、乾燥品であれ、元気

を生じ、胃や脾を助ける。

藕（レンコン）は、生食で熱を清め、渇を止め、毒を解き、加熱して胃を開き、血を益し、脾を健やかにする。

蓮の実は、かゆに入れたりして、心を養い、腎を益し、脾を補う……。

などとある。

これらの羅列をもって、本章をしめくくりたい。


もう二十年ちかくになるが、かなり蓮にいれ込んでいる筆者である。

蓮の愛好家の集まりである「蓮文化研究会」に入会したり、中国で毎年開かれる「花蓮展&蓮学シンポジウム」に参加したり、お隣りの中台小学校（東京都板橋区立）では、ボランテイア講師で、低学年の生徒たちに花蓮《はなはす》（花に主眼のある蓮を、こう呼ぶ）の植え方を教えたりしている。

登下校の学童たちが、「蓮爺《はすじい》」とよんでくれるまでになった。

「健脳の薬」に処方され、その構成要素となる蓮子（蓮の実）に、さらに注目したい。

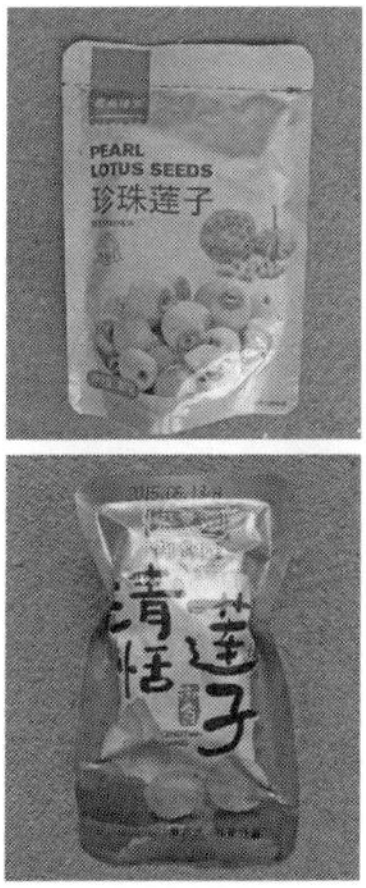

中国では
蓮子の新商品が

Column

チベット医学は世界４大医学の１

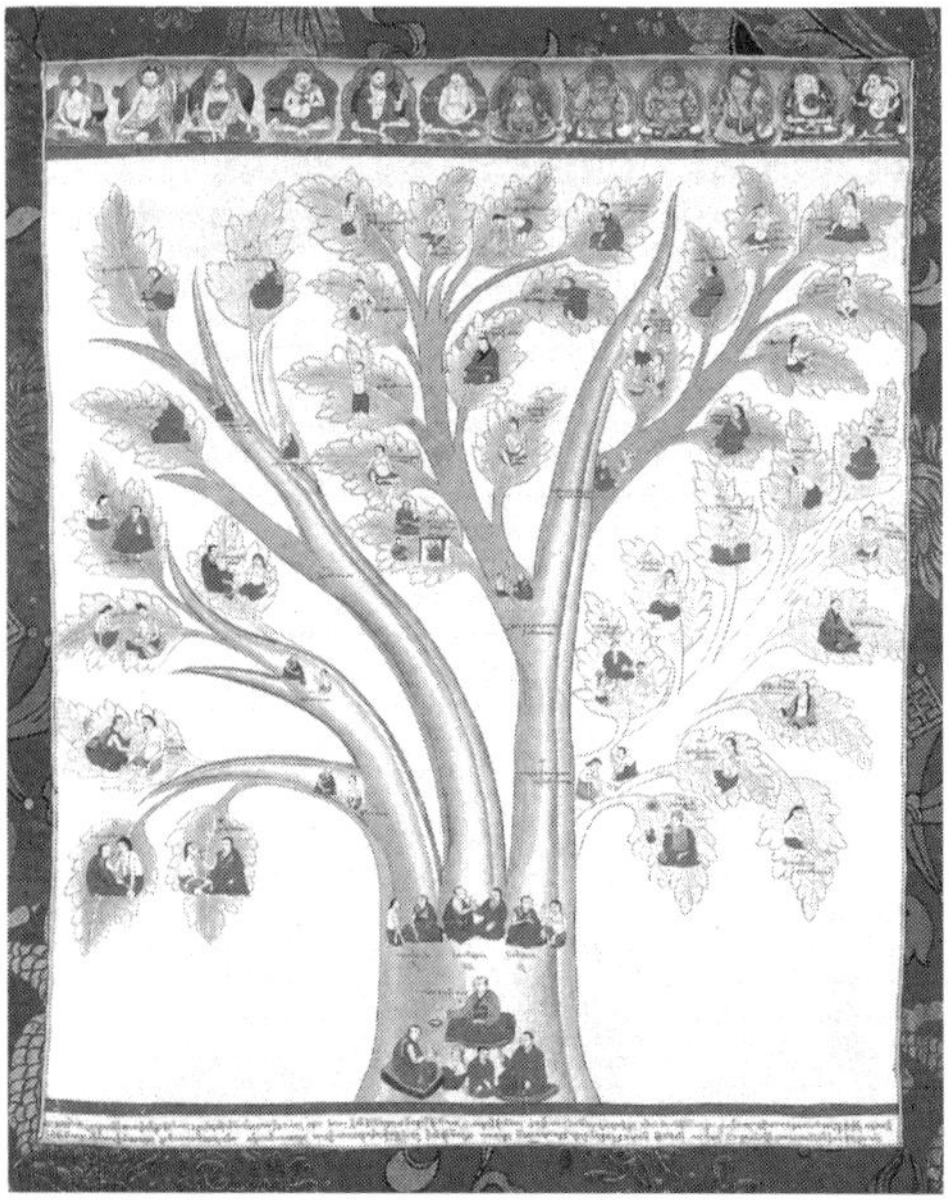

『四部医典タンカ全集』タンカ３「病気の診断」

世界の４大医学、ということがある。それは３大医学（中国・インド・アラビア）に、チベット医学を加えたものだ。

ヒマラヤの北麓に広がるチベットもまた、日本からは遠い。しかも都ラサの海抜が３６５８メートルと、富士山の頂上に近い。雪域であり、雲表の存在である。

そんなチベットに、果たして「歴史があり、独自性をもつ」伝統医学があるのだろうか？

と疑問をもつ人がいても不

思議ではない。

ところが、答えはＹＥＳである。

7~9世紀、チベットは空前の黄金時代を迎える。

それは吐蕃《とばん》の第32代王ナムリによって準備され、第33代のソンツェン大王によって完成された。

ナムリム王は中国西北部からインド北部、さらにはペルシア方面まで遠征した。

ソンツェン大王はチベット史上でも最大の帝国を築き、大量の留学生を中国とインドに送ったし、北の中国（唐）からは文成公主を、南のネパールからはブリクティ王女を、それぞれ妃に迎えている。それらの塑像がいまもラサのチョカン聖寺にある。

当然のこと、こうした状況は医学書にも反映される。

吐蕃王朝の「医聖」ユトク・ニンマ・ユンテングンポが、『ギュー・シー』すなわち『四部医典』を書き著わしたのである。

チベット語で「ギュー」は教典や聖典を、「シー」は4を、それぞれ意味する。約24万字という、膨大な著作だ。

この『ギュー・シー』の構成は、第1部は総論としての「根本タントラ」、第2部は解剖・整理・病理などの「論説タントラ」、第3部は内科や外科の各論「秘訣タントラ」、第4部は診断や薬物を論じた「結尾タントラ」である。総計127章から成るが、その特徴を2つだけ記す。

最大の特徴は、薬王メンギーラ（薬師如来）と、その化身である5人の聖者との問で、答形式により、医学薬学が論じられ、展開されていくことだ。その意味で、インドの影響は大きい。

もう1つ、特筆すべきことは、チベット医学は「絵」を重視し、ビジュアルに表現すること。

この伝統が大きく開花するのは、17世紀、第3世ダライ・ラマの時代である。20世紀には、それが『四部医典タンカ』としてセット化された。

そうしたチベット医学の全貌が、西蔵人民出版社から『四部医典系列掛図』として出版された（１９８６年）。その拙訳が『四部医典タンカ全集』（１９９２年、平河出版社）であり、Ｂ４判、５５１頁という超大作である。

筆者がこれまで手がけた訳業では最大級のものである。

原本の図版印刷フィルムは、畳よりは小さいが、大変な大きさで、重さ約20キロ。それを北京から運んだのが、１９８９年６月５日（いわゆる天安門事件の翌日）だったことも、記憶に新しい。

この『四部医典タンカ全集』は、『ギュー・シー』の内容を計80枚の「絵」として表現したものである。

本物のタンカは、畳半分ほどのサイズである。

タンカ１「薬王および薬王城」から、タンカ７８０「チベットの名医」まで、いずれ劣らぬ医薬学の名画である。

ついでながら、筆者には『伝統医学の世界』（エンタプライズ、１９９８年）がある。

おわりに

本書は、前著『中国四千年の自力強壮法』(2008年、土屋書店)を、大幅に手直ししたものである。これまでにも、「気」や中国の医薬について書いたことがある。単行本となったものに、

『「気」の不思議』
講談社・現代新書 1991年
『「気」で観る人体』
講談社・現代新書 1992年
『気の曼荼羅』
出帆新社 1993年
『「気」で読む中国思想』
講談社・現代新書 1995年
『チャイナ・ドラッグ』
日本医療企画 1996年
『伝統医学の世界』
エンタプライズ 1998年
『天山山脈薬草紀行』
難波恒雄と共著、平凡社 2001年

などがある。これ以外にも、新聞や雑誌に発表し、連載したものも少なくない。そうした経緯からすれば、本書は「古い皮の袋」に、あえて「新しい酒」をいれるものだ。

中国の大地は、あまりも雄大である。そこに根づいた医学や薬学は、いかにも膨大な体系である。それらの背景をなす「気」は、さ

すがに難解で哲学的な概念である。ただ思うに、江戸時代までの日本人であれば、「気」は、当然のこととして理解できただろう。

明治維新（1868年）は、それまでの政治・社会・文化などを「葬り」去り、アジアから脱して（脱亜）、西欧に仲間いり（入欧）しようという、大変革であり、革命だった。その結果として、確かに日本は、インドや中国などのように被植民地化という轍は免れた。しかし同時に、アジアを侵略するという轍を踏んでしまったのだ。

いまの日本人が、中国やインドの古代哲学がなかなか理解できず、アジアの人たちと心が通じにくいのは、ここに原因がある。いわゆる先進的なことを学ぶと同時に、自分の足元にある伝統や環境などを忘却してしまったからである。この「先進」を学習するための代償は、思うに、いささか大きすぎたのではなかろうか。

1つの夢、1つの世界、というのが北京オリンピックのスローガンだった（2年）、アジアは1つ、と唱えた先人もいた。

21世紀の日本人にできることは、「脱欧」でもなく、「入亜」だけでもない。明治からの百余年、主には教育により我らの頭のなかは、すっかり「欧米」「科学」のベースとなっている。それを前提とし、認めたうえで、さらに「気」にみられるような、アジアの伝統思考を自分のなかに取りいれることが必要だ。

それは欲ばりでもなく、無理なことでもない。平たい気持ちで、素直に自分の体や心を観察することにより得られることは、意外なほど、数が多いだけでなく、その内容が多彩であろう。

自分の頭で理解できないことを「非科学的だ」「俗信だ」などとレッテルをはり、排斥するようなことは、もう卒業しなければならない。

本書では、中国の伝統的な医学や薬学の立場から、まず人体を理解し、それに「現代」「西洋」的な見解を併記し、最後の部分で日常生活のなかの医薬を追求した。

「新しい酒」は「古い皮袋」に入れるな、と『聖書』は戒めている。だが筆者は、敢えてということで、自力による強壮の路を探ったつもりである。

それが二番ないし三番煎じに堕したか、あるいは「第3の味」の新酒をかもしたかは、読者の判断にお任せしよう。

最後になったが、7年前の旧著が今回のような増補・新訂版に生れ変わるに際し、編集担当の櫻井英一氏にお世話になったことを記して、お礼としたい。

2015年　初夏　池上正治

全身の経絡とツボ①　前面

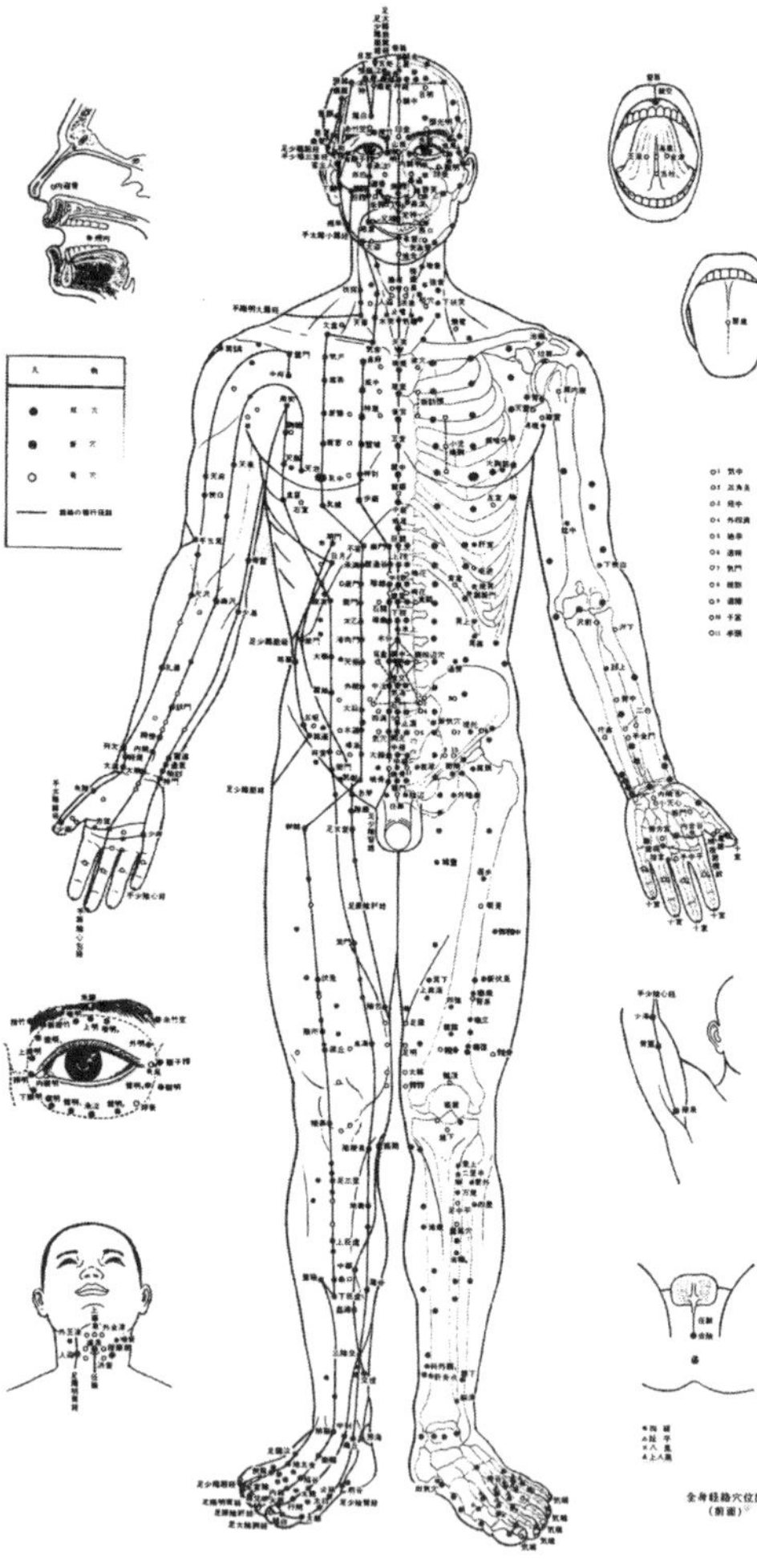

全身の経絡とツボ② 後面

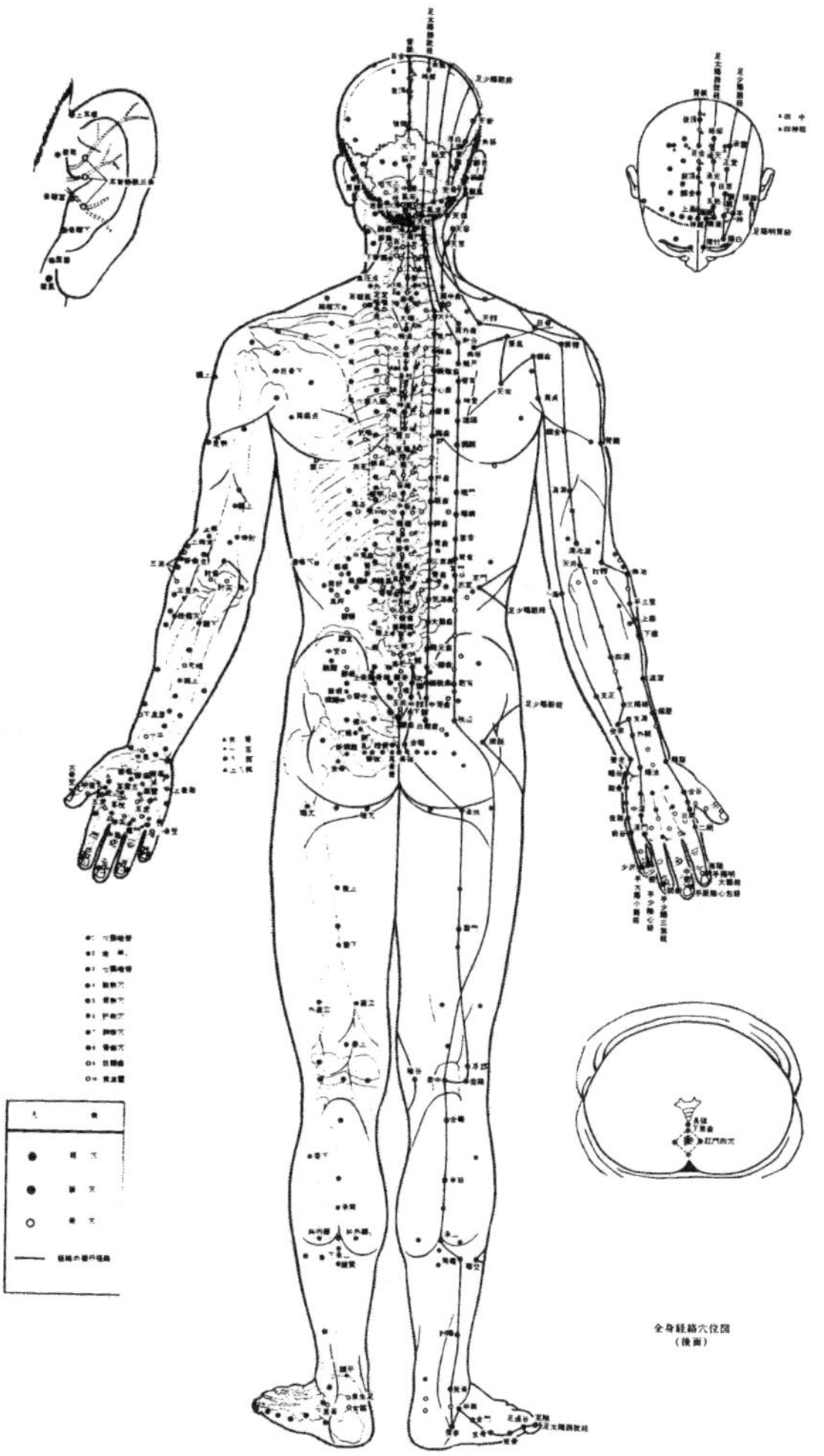

全身経絡穴位図
（後面）

❖ 五行《ごぎょう》の色体表《しきたいひょう》（その１）

五行《ごぎょう》	木《もく》	火《か》	土《ど》	金《ごん》	水《すい》
五気《ごき》	風《ふう》	熱《ねつ》	湿《しつ》	燥《そう》	寒《かん》
五季《ごき》	春《はる》	夏《なつ》	土用《どよう》	秋《あき》	冬《ふゆ》
五方《ごほう》	東《ひがし》	南《みなみ》	中央《ちゅうおう》	西《にし》	北《きた》
五色《ごしき》	青《あお》	赤《あか》	黄《き》	白《しろ》	黒《くろ》
五臓《ごぞう》	肝《かん》	心《しん》	脾《ひ》	肺《はい》	腎《じん》
五腑《ごふ》	胆《たん》	小腸《しょうちょう》	胃《い》	大腸《だいちょう》	膀胱《ぼうこう》
五官《ごかん》	目《め》	舌《した》	唇《くちびる》	鼻《はな》	耳《みみ》
五音《ごいん》	角《かく》	徴《ちょう》	宮《きゅう》	商《しょう》	羽《う》
五充《ごじゅう》	筋《きん》	血脈《けつみゃく》	肌肉《きにく》	皮膚《ひふ》	骨《ほね》
五華《ごか》	爪《つめ》	顔色《かおいろ》	唇《くちびる》	体毛《たいもう》	髪《かみ》

❖ 五行《ごぎょう》の色体表《しきたいひょう》（その2）

五行《ごぎょう》	木《もく》	火《か》	土《ど》	金《ごん》	水《すい》
五志《ごし》	怒《いかり》	笑《わらい》	思慮《しりょ》	悲《かなしみ》	恐《おそれ》
五精《ごせい》	魂《こん》	神《しん》	意智《いち》	魄《はく》	精志《せいし》
五液《ごえき》	涙《なみだ》	汗《あせ》	涎《よだれ》	洟《はなじる》	唾《つば》
五役《ごやく》	色《いろ》	臭《におい》	味《あじ》	声《こえ》	液《えき》
五声《ごせい》	呼《さけぶ》	言《ものいう》	歌《うたう》	哭《なく》	呻《うなる》
五変《ごへん》	握《にぎる》	云《しゃべる》	噦《しゃっくり》	咳《せき》	慄《おののく》
五香《ごこう》	臊《あぶらくさい》	焦《こげくさい》	香《かんばしい》	腥《なまぐさい》	腐《くさい》
五味《ごみ》	酸《すっぱい》	苦《にがい》	甘《あまい》	辛《からい》	鹹《しおからい》
五穀《ごこく》	麦《むぎ》	黍《きび》	粟《あわ》	稲《いね》	豆《まめ》
五果《ごか》	李《すもも》	杏《あんず》	棗《なつめ》	桃《もも》	栗《くり》
五畜《ごちく》	鶏《にわとり》	羊《ひつじ》	牛《うし》	馬《うま》	豚《ぶた》

＊参考・引用文献
『黄帝内経』（『素問』『霊枢』）――中国、春秋戦国時代
『本草綱目』李時珍（中国、明代）
『気で観る人体』拙著（講談社、１９９２）
『チャイナ・ドラッグ』拙著（日本医療企画、１９６９）
『中国四千年の自力強壮法』拙著（土屋書店、２００８）など。

＊図版などの出典
第一章～第九章の扉の図――『三才図会』（中国、明代）
薬草の線画――第９９頁「何首烏」を除き、『中薬大辞典』（江蘇新医学院編、１９７７）
全身の経絡とツボ（第２４０－２４１頁）――『針灸学』附図（土屋書店、２００７）
それ以外は、著者の著訳書や写真など。

【索引】（50音順）

【索引】(50音順)

著者略歴

池上　正治（いけがみ・しょうじ）

1946 年新潟県生まれ。作家・翻訳家。東京外国語大学中国科卒業。
著書に『気で観る人体』『伝統医学の世界』『天山山脈 薬草紀行』（共著）など、訳書に『中国老人医学』『針灸学』（共訳）など、著訳書は約 70 冊。

四千年の中医学
医者に頼らない健康の知恵

著　者：池上　正治

2015年8月26日　初版 第一刷

発行者：田仲 豊徳
発行所：株式会社 滋慶出版／つちや書店
〒150-0001
東京都渋谷区神宮前3-42-11
電話03-5775-4471
http://tuchiyago.co.jp

印刷・製本：日経印刷株式会社

定価はカバーに記載してあります。
落丁・乱丁本は小社にお送りください。
送料小社負担にてお取り替えいたします。